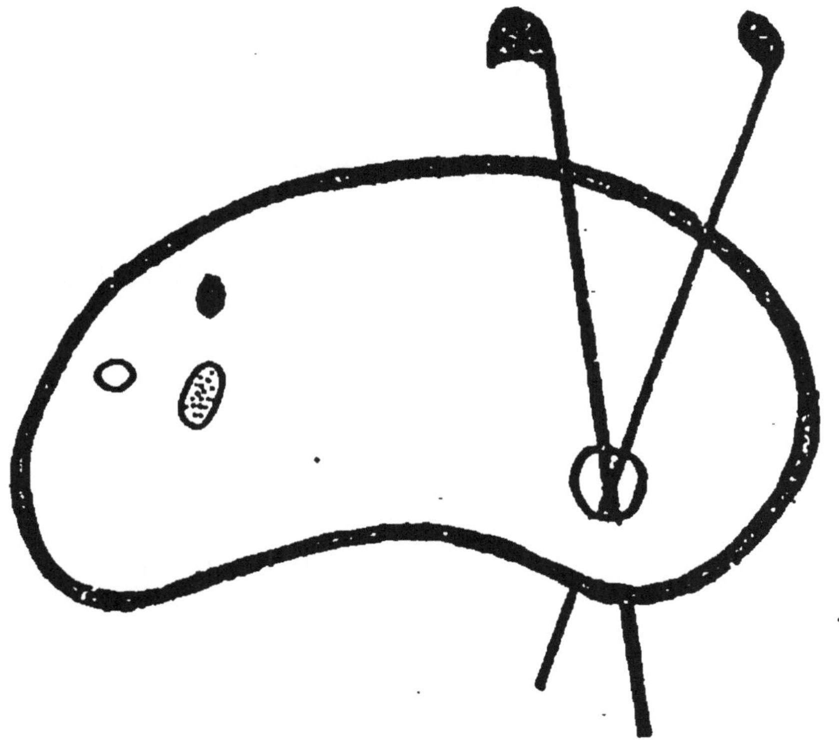

COUVERTURE SUPÉRIEURE ET INFÉRIEURE
EN COULEUR

LES
MESURES SANITAIRES
EN ANGLETERRE
depuis 1875
ET LEURS RÉSULTATS

PAR

Henri MONOD
Directeur de l'Assistance et de l'Hygiène publiques.

PARIS

G. MASSON, ÉDITEUR

LIBRAIRE DE L'ACADÉMIE DE MÉDECINE

120, boulevard Saint-Germain

1891

G. MASSON, ÉDITEUR, 120, BOULEVARD SAINT-GERMAIN

REVUE
D'HYGIÈNE
ET
DE POLICE SANITAIRE

RÉDACTEUR EN CHEF :

M. E. VALLIN, membre de l'Académie de médecine, médecin inspecteur de l'armée.

MEMBRES DU COMITÉ DE RÉDACTION :

MM. J. BERGERON, secrétaire perpétuel de l'Académie de médecine ; vice-président du Comité consultatif d'hygiène de France ; médecin honoraire des hôpitaux.

GRANCHER, professeur à la Faculté de médecine, médecin des hôpitaux, membre du Comité consultatif d'hygiène de France.

H. NAPIAS, secrétaire général de la Société de médecine publique, inspecteur général des services administratifs au Ministère de l'Intérieur, secrétaire adjoint du Comité consultatif d'hygiène de France.

A. PROUST, inspecteur général des services sanitaires, professeur à la Faculté de médecine, membre de l'Académie de médecine, médecin des hôpitaux.

J. ROCHARD, ancien inspecteur général et président du Conseil supérieur de santé de la marine ; membre de l'Académie de médecine et du Conseil d'hygiène de la Seine.

E. TRÉLAT, directeur de l'École spéciale d'architecture, professeur au Conservatoire des Arts et Métiers.

SECRÉTAIRE DE LA RÉDACTION :

A. J MARTIN, membre du Comité consultatif d'hygiène de France.

CONDITIONS DE LA PUBLICATION

La *Revue d'hygiène* paraît le 20 de chaque mois et forme chaque année un volume in-8 avec figures dans le texte.

PRIX DE L'ABONNEMENT

Paris, **20** fr. — Départements, **22** fr.
Union postale, **23** fr.

La Société de médecine publique et d'hygiène professionnelle a adopté la *Revue d'hygiène* comme son organe officiel, et y publie *in extenso* ses mémoires et les procès-verbaux de ses séances.

LES
MESURES SANITAIRES
EN ANGLETERRE
depuis 1875
ET LEURS RÉSULTATS

PAR

Henri **MONOD**

Directeur de l'Assistance et de l'Hygiène publiques.

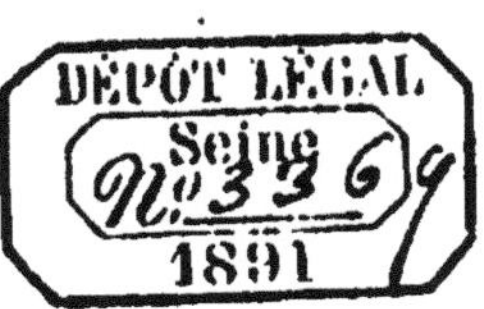

PARIS

G. **MASSON**, ÉDITEUR

LIBRAIRE DE L'ACADÉMIE DE MÉDECINE

120, boulevard Saint-Germain

—

1891

(Ce travail a été communiqué à la Société de médecine publique et d'hygiène professionnelle dans ses séances des 22 décembre 1890, 28 janvier et 25 mars 1891, et publié par la *Revue d'hygiène* dans ses numéros des 20 janvier, 20 février et 20 avril 1891.)

LES
MESURES SANITAIRES
EN ANGLETERRE
depuis 1855
ET LEURS RÉSULTATS

En 1885, parlant à la Sorbonne, M. Brouardel disait : « Quand le territoire est envahi, nous n'avons qu'une question à poser aux municipalités : quelles mesures avez-vous prises pour assainir votre ville ? On ne fait pas l'assainissement d'une ville subitement : il y faut des années. Si la municipalité a fourni de l'eau pure, si les maisons sont propres, les déjections enlevées sans communication possible avec l'air et l'eau, nous pouvons leur dire hardiment : vous êtes à l'abri ; pour vous les mesures que nous prenons sur la mer Rouge, dans les ports, sont des mesures inutiles ; vous êtes de roc ; les germes morbides mourront sur votre sol. Pour moi, je n'hésite pas à l'affirmer, c'est là la vraie solution, c'est celle de l'avenir [1]. »

M. Brouardel parlait alors du choléra. Il n'eût pas parlé en d'autres termes de la fièvre typhoïde, ou plutôt maintes fois depuis lors, toutes les fois que l'occasion s'en est offerte, il a déclaré qu'il n'y avait qu'un moyen de combattre efficacement la fièvre typhoïde

[1]. Conférence sur les moyens de protection de l'Europe contre les maladies épidémiques. Paris, 14 mars 1885.

et que ce moyen est d'assainir les villes, les villages et les maisons.

M. Proust a exprimé la même idée quand il a dit : « Il faut s'efforcer de rendre *le terrain réfractaire* à la pénétration et à l'éclosion des germes morbides des maladies exotiques..., et combien cet assainissement des localités est-il encore plus nécessaire lorsqu'il s'agit d'empêcher la naissance et la propagation des maladies autochtones [1] ! »

Les hygiénistes anglais sont sur ce point en complet accord avec MM. Brouardel et Proust. A la conférence sanitaire internationale de Rome en 1885, M. le docteur Thorne-Thorne, délégué de l'Angleterre, insistait sur « l'importance extrême que dans son pays l'on attache aux conditions sanitaires dans lesquelles vivent les habitants, et très particulièrement à un approvisionnement suffisant d'eau saine, aux moyens d'évacuation de toutes les matières usées, aux habitations salubres, à l'existence de petits hôpitaux destinés à isoler les premiers cas de toutes les maladies contagieuses [2]. »

Dans un rapport au président du *Local Government Board*, daté d'avril 1886, le directeur du service de la santé, M. le Dr Buchanan, développait cette thèse :

« Sa propre expérience, fortifiée par ce qu'elle a pu apprendre de l'expérience d'autres nations, a amené l'Angleterre à la conviction qu'en Europe les collectivités qui ont défendu contre toute contamination le sol, l'eau et l'air n'ont rien, ou n'ont que peu de chose, à craindre du choléra, fût-il sans conteste importé chez elles, tandis que le danger est des plus graves pour les localités qui ne se sont pas ainsi assainies. La médecine anglaise estime qu'en Europe le choléra a une puissance de propagation du malade au bien portant, que cette puissance est d'autant plus grande que le milieu est plus insalubre et qu'elle atteint son maximum d'intensité lorsque les eaux potables sont souillées par les déjections des cholériques. C'est donc sur la pureté du sol, de l'eau et de l'air que

---

1. Rapport au ministre de l'intérieur sur l'assainissement des villes (*Journal officiel*, 21 août 1889.)
2. Supplément au 15e rapport annuel du *Local Government Board*, p. 36.

nous faisons reposer notre confiance; nous croyons que la propagation du mal ne se fait pas là où cette pureté est assurée [1]. »

Comme M. Brouardel, M. Buchanan déclare que les mesures prises contre le choléra serviront à combattre les autres maladies infectieuses :

« Les peines et les dépenses que nous venons de conseiller contre le choléra ne seront en aucun cas perdues. Les conditions favorables à la propagation de cette maladie sont absolument celles qui, dans la vie de tous les jours, alors qu'il n'est pas question du choléra, aident à la genèse et à la propagation d'autres maladies infectieuses, lesquelles, frappant sans relâche, sont, à la longue, bien autrement meurtrières que le choléra. Lors même que le choléra aurait à tout jamais disparu de l'Angleterre, les moyens d'assainissement pris pour le combattre auront pour conséquence de diminuer les autres maladies. La preuve est faite d'ailleurs. La fièvre typhoïde, dont l'étiologie a la plus étroite parenté avec celle du choléra, diminue chez nous d'une façon sérieuse et ininterrompue [2]. »

Je constate cette concordance d'opinion entre des hommes de science anglais et français, mais en même temps je constate une différence essentielle entre les deux pays : l'Angleterre est entrée résolument dans l'action, et en France nous n'en sommes guère encore qu'à exposer la théorie.

Pour employer un terme anglais, c'est se rendre coupable d'un *truisme* que de dire que l'Angleterre est essentiellement pratique. De bonne heure, elle entreprit l'œuvre de son assainissement. Chose qui étonnera peut-être, cette œuvre débuta par des dispositions uniquement administratives, paperassières, comme les ont sans doute appelées alors des personnes qui ne prenaient pas la peine de réfléchir, ou bien encore celles qui, professionnellement engagées, mais peu dévouées au bien public, auraient voulu se

1. Supplément au 15ᵉ rapport annuel du *Local Government Board*, p. IX.

2. Cité par le Dʳ RICHARD. — *Recueil des travaux du Comité consultatif d'hygiène publique*, t. XVII, p. 147.

débarrasser avec un mot d'un travail maussade. L'Angleterre commença par faire de la statistique.

Il est facile de railler la statistique. Elle mérite la raillerie quand elle est futile dans son objet, ou bien sophistique dans ses procédés, ou bien outrecuidante dans ses conséquences ; elle mérite le blâme quand elle est l'occasion d'efforts et de dépenses hors de proportion avec ses résultats utiles. Mais lorsqu'elle est appliquée à un ordre de faits bien défini, d'une grande portée sociale; qu'elle l'est avec sagacité, c'est-à-dire seulement dans la mesure où ces faits peuvent être certifiés; qu'elle l'est avec patience, c'est-à-dire assez longtemps pour que de ces faits se reproduisant toujours dans le même enchaînement il ne soit plus téméraire de tirer des conclusions, elle devient l'auxiliaire le plus précieux de la science et de l'administration. Non seulement elle révèle les points faibles, mais par la comparaison, elle indique les moyens de les fortifier; elle est ainsi le point de départ des réformes, dont elle reste ensuite le stimulant actif parce qu'elle en chiffre les résultats à mesure que les réformes s'accomplissent.

Cette utilisation pour le bien général des données de la statistique est mise en évidence par l'histoire de l'assainissement en Angleterre.

A la suite de l'épidémie de choléra de 1832, l'attention publique fut vivement appelée sur l'état sanitaire général du pays. Mais l'on se trouva dans un grand embarras. Non seulement on n'avait pas de renseignements sur les causes des décès, mais les décès eux-mêmes n'étaient pas partout enregistrés. On avait bien constaté sur divers points du territoire plus de 52,000 décès cholériques, mais on n'avait aucune assurance que ceux-ci n'avaient pas été plus nombreux. Qu'y avait-il donc à faire ? D'abord connaître tous les décès; ensuite, en connaître les causes; examiner dans quelles conditions les décès se multipliaient, dans quelles ils diminuaient; rechercher quelles influences s'exerçaient pour accroître ou pour restreindre l'action fatale de telle ou telle maladie. Ce travail de statistique, minutieux, nécessairement long, indiquerait la voie des réformes.

En 1837, première année du règne de Victoria, fut passé l'*Act for the civil registration of deaths.* En vertu de cet acte, l'enregistrement civil des décès et des causes de décès fut généralisé.

En 1839, sous l'impulsion de William Farr, qui partage avec Edwin Chadwick la gloire d'avoir créé et dirigé le mouvement sanitaire dans la Grande-Bretagne, fut organisé un service d'informations sur les causes des décès, le sexe, l'âge et la résidence des décédés. C'est ce service, dit le Dr Thorne-Thorne, qui a si largement contribué à mettre en lumière les principales sources de la santé et de la mortalité [1].

Ce service fut conduit avec beaucoup d'esprit de suite, et les résultats en furent régulièrement publiés. En constatant le nombre des décès, on sut quels étaient les lieux où la mortalité était le plus considérable. En classant les causes des décès, on apprit quelles étaient les maladies qui faisaient le plus de victimes. L'on reconnut alors que le taux de la mortalité s'élevait avec l'insalubrité des conditions générales de la vie. Des villes importantes entreprirent des travaux d'assainissement et les résultats furent favorables. Au bout de quelques années, c'était chose acquise que la salubrité publique [2] a pour conséquence l'abaissement du taux de la mortalité et que parmi les travaux d'assainissement ceux qui contribuent le plus à cet abaissement sont les travaux qui assurent la pureté des eaux potables (*water-supply*) et ceux qui assurent l'enlèvement immédiat des matières usées (*sewage*).

Cependant, jusqu'en 1871, et même jusqu'en 1875, les travaux d'assainissement se poursuivirent lentement, sans vues d'ensemble, au hasard des bonnes inspirations locales, à peu près comme ils se poursuivent en France à l'heure présente.

De 1850 à 1870, en vingt ans, le Gouvernement avait sanctionné

1. *On the progress of preventive medicine during the Victorian era*, by R. Thorne-Thorne, 1888, p. 3.

2. « *Salubrité publique.* Partie de l'hygiène publique qui embrasse ce qui concerne les soins de propreté des villes, l'éclairage, la surveillance des halles et marchés, la vente des comestibles, les falsifications et sophistications des aliments et boissons; les inhumations; la construction des rues, habitations, égouts, canaux, institutions et établissements publics divers; les pensions, les hôpitaux, hospices, salles d'asile; la prostitution; les mesures concernant les épidémies, les vaccinations. »   Littré.

pour une somme d'environ 260 millions de francs d'impositions extraordinaires destinées au paiement de travaux d'assainissement [1], soit en moyenne seulement un peu plus de 12 millions de francs par année.

En 1871, la situation se modifia considérablement. Le *Local Government Board*, véritable direction générale de l'assistance et de l'hygiène publiques, fut institué. Il se mit immédiatement à l'œuvre; il prépara et fit voter, en 1875, le *Public Health Act*, loi générale pour la protection de la santé publique.

Dès lors, tout ce qui concerne ce que les Anglais appellent la *sanitation* prit un essor extraordinaire.

C'est à cette époque qu'un premier ministre prononçait à la Chambre des communes ces éloquentes paroles : « La santé publique est le fondement où reposent le bonheur du peuple et la puissance de l'État. Ayez le plus beau des royaumes; donnez-lui des citoyens intelligents et laborieux, des manufactures prospères, une agriculture productive; que les arts y fleurissent; que les architectes y couvrent le sol de temples et de palais; pour défendre tous ces biens, ayez encore la force, des armes de précision, des flottes de torpilleurs, — si la population reste stationnaire, si, chaque année, elle diminue en stature et en vigueur, la nation devra périr. Et c'est pourquoi j'estime que le souci de la santé publique est le premier devoir d'un homme d'État [2]. »

I

Est-il possible de savoir ce que représente la dépense occasionnée en Angleterre, de 1875 à 1890, par les travaux d'assainissement et les autres mesures d'un caractère essentiellement sanitaire?

C'est extrêmement difficile. Ces dépenses nécessitent souvent des emprunts. Les autorités sanitaires, urbaines ou rurales, s'adressent

---

1. Henri Moxon. *De l'administration de l'hygiène publique à l'étranger et en France*. Mémoire présenté au conseil d'hygiène du Calvados. — Caen, 1881, p. 32.

2. DISRAËLI. Cité par Edwin Chadwick au *Congrès international d'hygiène de Paris*, en 1878.

pour être autorisées à emprunter, soit au parlement, soit au *Local Government Board*; les grandes villes préfèrent en général s'adresser au parlement. Mais il arrive que le parlement autorise un emprunt unique pour des objets divers, et dans les sommes que les villes sont autorisées à emprunter, il est parfois malaisé de faire le départ entre ce qui appartient à des destinations sanitaires et le reste. Il arrive aussi que le parlement autorise un emprunt sans en fixer le montant; l'emprunt figure alors avec cette mention dans la colonne des dépenses : *unascertained* et n'est naturellement représenté par aucun chiffre dans le total de ces dépenses. Il arrive que telle ville ou telle *Union* traite avec une compagnie, soit qu'elle lui paie une redevance annuelle avec faculté de rachat, soit qu'elle lui abandonne en payement le montant des taxes à percevoir. D'autre part, ces dépenses peuvent ne pas nécessiter d'emprunt, et les collectivités, sans avoir besoin de recourir à une mesure qui les soumettrait au contrôle du gouvernement, font des travaux d'assainissement ou toutes autres dépenses sanitaires au moyen de leurs ressources propres, taxes ordinaires, taxes spéciales, perceptions sur les propriétés à raison de la plus-value que leur ont procurée les travaux [1], etc., etc.

Il résulte de toutes ces complications que le relevé le plus scrupuleux de tous les emprunts autorisés par le *Local Government Board* et de tous ceux autorisés par le parlement pour des travaux d'amenée d'eau ou d'évacuation des vidanges — travail que j'ai fait en compulsant les rapports officiels pendant un grand nombre d'années, — n'aboutit qu'à un résultat tout à fait incomplet.

Dans son rapport sur la conférence internationale sanitaire tenue à Rome en 1885[2], le Dr Thorne-Thorne a fait une évaluation à laquelle je pense qu'il est sage de se tenir :

« J'ai pu m'assurer, dit-il, que le montant des emprunts autorisés par actes, soit publics, soit privés, en Angleterre et dans le pays de Galles, à l'exclusion de Londres, pour des travaux ayant un caractère sanitaire, pendant neuf ans, de 1876 à 1884, a dépassé,

1. C'est le système de notre loi de 1807. — 8e rapport annuel du *Local Government Board*, p. xxvii.

2. Supplément au 15e rapport annuel du *Local Government Board*, p. 36.

en moyenne, 6,250,000 livres sterling (156,250,000 francs) par année. En outre, les dépenses ordinaires annuelles faites par les autorités sanitaires pour des objets sanitaires ont dépassé, en moyenne, par année, pendant la même période, 2,500,000 livres sterling (62,500,000 francs). Dans ces dernières dépenses ne sont naturellement pas comprises les sommes nécessaires au service des emprunts non plus que, — du moins dans la presque universalité des cas, — les appointements des officiers sanitaires. Toutes ces dé·penses sont supportées exclusivement par les localités intéressées, sans participation du Trésor et, à très peu d'exceptions près, elles sont votées spontanément. »

Ainsi, suivant M. Thorne-Thorne, en neuf ans, de 1876 à 1884, il a été dépensé en Angleterre, pour l'exécution de travaux d'assainissement, 1,406,250,000 francs et pour les services sanitaires ordinaires (entretien des travaux, réparations, administration), 562,500,000 francs, ensemble 1,968,750,000 francs, soit une moyenne annuelle de 218,750,000 francs.

L'on peut croire que depuis 1884 le mouvement ne s'est pas ralenti. Sans doute il y a eu moins de très grands travaux neufs à exécuter, presque toutes les villes en étant pourvues. Mais il n'y aura bientôt plus de bourg ni de village où les habitants ne réclament avec énergie l'amélioration des conditions sanitaires dans lesquelles ils vivent, une alimentation en eau pure, une évacuation rapide des vidanges, une inspection sérieuse des logements et où, pour s'assurer ces avantages, ils ne s'imposent avec élan tous les sacrifices nécessaires, soit qu'ils y consacrent leurs ressources disponibles, soit qu'ils aient recours à l'emprunt. En conséquence, le montant des emprunts a diminué, mais leur nombre a augmenté, l'assainissement gagnant ainsi de proche en proche. D'autre part, les dépenses d'entretien des travaux ont nécessairement augmenté et à l'heure qu'il est (décembre 1890), M. Thorne-Thorne, qui a eu l'obligeance de me communiquer le résultat de ses plus récents calculs, évalue ces dépenses à 3,200,000 livres sterling (80,000,000 de francs) par an.

L'on arrive ainsi à cette conclusion que de 1875 à 1890, en

quinze années, l'Angleterre a fait pour la salubrité publique des dépenses dont le coût total approche beaucoup et peut-être dépasse la somme de trois milliards de francs [1].

II

Le résultat immédiat de ces dépenses a été la diminution de la mortalité. Ceci peut se démontrer avec la dernière rigueur.

Pour faire cette démonstration, constatons quel a été le taux de la mortalité pendant la dernière période décennale 1880-1889, au cours de laquelle les travaux, au fur et à mesure qu'ils s'achevaient et se multipliaient, devaient exercer sur la santé publique une action de plus en plus marquée, et comparons-le au taux de la mortalité pendant la période décennale qui a immédiatement précédé la loi de 1875. Si pendant la période 1866-1875 ce taux de la mortalité n'a subi que des variations irrégulières ; si, en outre, il ne diffère pas de celui des 30 années précédentes ; et si, au contraire, pendant la période récente, la mortalité a graduellement diminué, il faudra bien à ce changement dans une situation jusque-là constante chercher une cause, une cause qui explique non seulement la diminution totale, mais la diminution graduelle dans le nombre des morts.

Or, telles sont bien les indications de la statistique.

Pendant les dix années 1866 à 1875, la moyenne de la mortalité a été, en Angleterre, de 22.19 pour 1,000 habitants, savoir :

1866	23.1	1871	22.6
1867	21.7	1872	21.3
1868	21.8	1873	21 »
1869	22.3	1874	22.2
1870	22.9	1875	22.7

1. Il importe de ne jamais oublier que la plupart de ces dépenses sont essentiellement productives, non-seulement par la vue lointaine des économies faites sur la maladie et sur la mort, mais par leur rendement immédiat. Donner de l'eau et des égouts à une ville, ce n'est pas seulement l'assainir, c'est l'enrichir. Sur ce point, et sur la valeur des chiffres cités plus haut, voir Appendice A.

De 1838, première année où l'enregistrement des décès a été fait d'une façon régulière, à 1865, cette moyenne avait été de 22.35 pour 1,000 habitants.

Il est donc permis d'affirmer que le taux de la mortalité n'a pas varié sérieusement en Angleterre de 1838 à 1875.

Pour les dix ans de la période 1880-1889, la moyenne de la mortalité est tombée à 19.08 ; et ce qu'il y a de tout à fait remarquable, c'est que l'on n'observe plus pendant cette période les mouvements déréglés que nous venons de constater pendant celle qui a précédé 1875. La courbe est presque uniformément descendante à partir de 1878. Voici le chiffres pour la période 1880-1889 :

1880	20.5	1885	19 »
1881	18.9	1886	19.3
1882	19.6	1887	18.8
1883	19.5	1888	17.8
1884	19.5	1889	17.9

La courbe ci-après (page 13) indique le taux de la mortalité de 1846 à 1889.

Cette diminution de la mortalité, fait nouveau, coïncidant avec le développement d'une administration sanitaire de plus en plus vigilante et de mieux en mieux armée, avec l'exécution de travaux d'assainissement de mieux en mieux compris, est-il donc téméraire d'affirmer que c'est à cette administration et à ces travaux qu'est due cette diminution ? N'est-ce pas au contraire la clarté de l'évidence ?

M. Farr, dans son savant ouvrage : *Vital statistics*, estime à 3,875 francs la valeur moyenne de la vie humaine en Angleterre [1]. Je crois que nous pouvons admettre cette estimation, bien qu'elle soit supérieure à celle présentée par M. le docteur Rochard ; nous pouvons d'autant mieux l'admettre, que certaines des maladies que la salubrité tient le plus en échec, la fièvre typhoïde, par exemple,

1. « The minimum value of the population of the United Kingdom, men, women and children, is 159 £ (3,875 francs) a head ; that is the value inherent in them as a productive, money earning race ». W. Farr, *Vital statistics*, p. 61. — M. de Montricher (*Congrès international d'hygiène de Paris en 1889*, p. 1059) avait indiqué comme étant le chiffre de Farr celui de 110 livres sterling (2,275 francs) ; mais Farr n'évalue à ce chiffre que la population agricole.

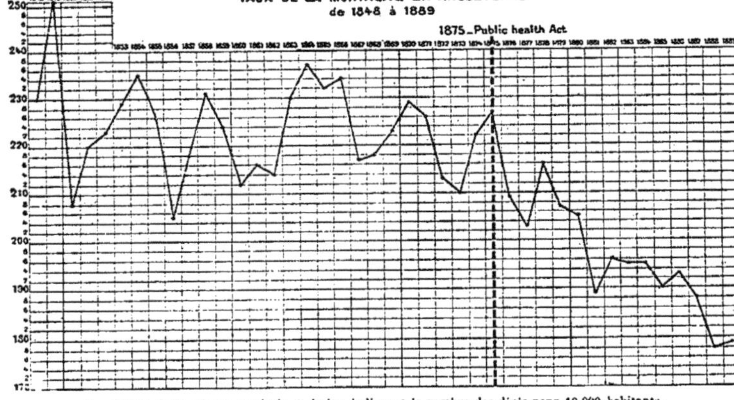

Les chiffres de la colonne verticale, à droite, indiquent le nombre des décès pour 10,000 habitants.

frappent l'homme surtout dans l'âge adulte, c'est-à-dire à l'époque où il est en plein rendement.

Nous pouvons ainsi calculer au point de vue le plus étroitement pratique, à un point de vue pour ainsi dire mercantile, la valeur de l'opération qu'a faite l'Angleterre en exposant, pour protéger la santé publique, les sommes énormes qu'elle a dépensées.

Si l'on suppose, ce qui est très légitime, que, les choses restant en état, la mortalité eût été pour chacune des années de la période 1880-1889 ce qu'elle a été en moyenne pour la période 1866-1875, l'on arrive à ce résultat que le nombre de vies préservées a été :

en	1880	55,183	en 1885	87,522
	1881	85,722	1886	80,515
	1882	68,543	1887	95,757
	1883	72,177	1888	125,080
	1884	62,986	1889	142,466

Le total donne un bénéfice de 876,581 existences préservées ; ce bénéfice représente, suivant W. Farr, un capital social de plus de 3 milliards[1]. Ainsi, en dix ans, le pays aurait plus que récupéré la somme qu'il a dépensée. Et dans ce calcul rien ne figure pour les maladies évitées; rien ne peut figurer non plus pour ce qui ne se chiffre pas : les douleurs épargnées, la santé meilleure, la vie plus heureuse.

Voici donc comment se résume la première partie de ce travail : en quinze années, environ trois milliards de dépenses; pendant les dix dernières, plus de 850,000 existences préservées.

J'ai rappelé en commençant que le peuple anglais est pratique. Ce que je viens de raconter en est une preuve nouvelle. Le gouvernement anglais, les municipalités anglaises se sont très sagement

---

1. M. Noël A. Humphreys, l'un des employés supérieurs du *Local Government Board*, dans un article publié par le *Journal of the statistical Society*, a prouvé que par suite de la diminution de la mortalité, telle qu'elle avait été constatée en Angleterre, de 1876 à 1880, la durée de la vie moyenne des hommes a été prolongée de deux ans, celle des femmes de plus de trois ans et que 70 0/0 de cette prolongation sont afférents à la période de la vie qui va de 20 à 60 ans, par conséquent à la période la plus productive (*Studies in statistics*, by George Blundell Longstaff, London, 1891, p. 226). Fixer la valeur économique des vies préservées au taux moyen, c'est donc rester en deçà de la vérité.

avisés que les sociétés, les agglomérations humaines étaient faites pour garantir, améliorer et embellir les conditions de la vie, et non pour compromettre la vie elle-même; les particuliers se sont aperçus qu'il est très sot de mourir là où l'on pourrait vivre, et que c'est une bonne spéculation de sacrifier une petite partie de son avoir pour courir moins de risques de perdre prématurément par la mort son avoir tout entier.

Une fois convaincus par l'observation que les mesures sanitaires ont pour effet de diminuer la mortalité, ils ont agi, les uns considérant comme un devoir d'exécuter, les autres comme un avantage de payer l'administration et les travaux dont la dépense constitue une véritable prime d'assurance contre la maladie et contre la mort.

Il faut bien reconnaître que nous n'en sommes pas là en France. Si, en France, par une bonne législation et une bonne administration sanitaires, nous obtenions un abaissement du taux de la mortalité égal à celui qui a été obtenu en Angleterre (3.35 par mille habitants), nous sauverions chaque année plus de 130,000 existences. Mais il y aura encore bien des résistances à vaincre, bien des torpeurs à secouer, bien des préjugés à détruire avant que ce progrès soit acquis. Et cependant du progrès dont nos voisins se targuent à juste titre, c'est à nous qu'ils sont en grande partie redevables.

Dans son beau travail sur les *Progrès de la médecine préventive sous le règne de Victoria*, M. le docteur Thorne-Thorne s'exprime ainsi : « L'on a découvert que si les immondices ont un tel pouvoir de nuire, c'est qu'elles forment un nid où vivent, où se multiplient et d'où se répandent les contages spécifiques de certaines maladies; *c'est à la découverte de cet important principe qu'est dû l'énorme développement des dépenses pour des travaux sanitaires* [1] ».

Mais à qui donc est due cette découverte? A qui, sinon à un Français, à l'un des premiers bienfaiteurs de l'humanité, à notre grand Pasteur? De cette découverte, si féconde, c'est nous qui avons l'honneur; mais jusqu'ici ce sont surtout les étrangers qui en ont eu les bénéfices.

1. Dʳ THORNE THORNE, *On the progress of preventive medicine*, etc., p. 26

III

Après avoir constaté la diminution de la mortalité générale, recherchons sur quelles maladies a porté cette diminution.

Dans cette étude, et afin de juger plus sûrement des progrès obtenus, je comparerai deux périodes décennales un peu plus éloignées l'une de l'autre que celles que j'ai envisagées jusqu'ici : j'opposerai aux dix années qui ont immédiatement précédé la constitution du *Local Government Board*, c'est-à-dire aux dix années 1861-1870, les dix dernières années pour lesquelles nous avons des renseignements complets (1880-1889)[1].

Le taux moyen de la mortalité générale pour la période 1861-1870 a été de 22. 52 par 1,000 habitants. Pour la période 1880-1889, il a été de 19.08. La diminution a été, par conséquent, en moyenne, de 3.44 pour 1,000 habitants.

Sur quelles maladies a porté cette diminution ? L'on ne s'étonnera pas que les maladies transmissibles en prennent la grosse part : on serait plutôt surpris que cette part ne fût pas plus forte. En effet, la proportion de la diminution de la mortalité par ces maladies — que les Anglais appellent encore maladies *zymotiques* — à la diminution totale, si elle est, comme il était facile de le prévoir, très supérieure à celle de la mortalité par ces maladies à la mortalité générale, n'est cependant que de 52 0/0. La diminution de la mortalité due à des causes autres que les maladies *zymotiques* représente donc 48 0/0 de la diminution totale. Ce fait paraît assez inattendu et de nature à stimuler le zèle des autorités sanitaires. Qu'elles cherchent d'abord à combattre les maladies infectieuses, et le reste leur sera donné par surcroît.

Mortalité par maladies dites zymotiques. — Étudions d'abord la diminution de la mortalité par ces maladies dites *zymotiques*.

1. Les chiffres qui ont été mis en œuvre pour arriver aux résultats qui vont suivre sont des chiffres officiels ; ils ont été relevés sur les rapports annuels du *Registrar-General*.

Toutes ont diminué, mais, comme on va le voir, dans des proportions bien différentes.

Pendant la première période (1801-1870), la mortalité par maladies zymotiques avait été de 42.54 pour 10,000 habitants ; pendant la seconde période, elle a été de 24.52. Elle a donc diminué de 18.02 pour 10,000 habitants.

Cette diminution de 18.02 se distribue dans l'ordre croissant que voici :

```
Rougeole.................................   0.02
Diphtérie ...............................   0.33
Coqueluche...............................   0.78
Choléra..................................   0.91
Variole .................................   1.11
Diarrhée, dysenterie.....................   2.56
Scarlatine...............................   5.92
Fièvre typhoïde..........................   6.36
                                          ______
                                           18.02
```

Cette différence dans la diminution de la mortalité de chacune de ces maladies a interverti le rang qu'elles occupaient précédemment d'après le chiffre de leurs décès. Voici la comparaison des deux classements avec la proportion des décès pour 10,000 habitants :

De 1861 à 1870.		De 1880 à 1889.	
1. Scarlatine	9.71	1. Diarrhée, dysenterie	7.12
2. Diarrhée, dysenterie	9.68	2. Coqueluche	4.52
3. Fièvre typhoïde	8.86	3. Rougeole	4.40
4. Coqueluche	5.30	4. Scarlatine	3.79
5. Rougeole	4.42	5. Fièvre typhoïde	2.50
6. Diphtérie	1.87	6. Diphtérie	1.54
7. Variole	1.62	7. Variole	0.48
8. Choléra	1.08	8. Choléra	0.17

Il résulte de ce tableau que trois maladies ont subi des variations extrêmement faibles : la rougeole, la diphtérie et la coqueluche ; deux autres, le choléra et la variole, sont arrivées à de telles atténuations que ces maladies sont presque sans effet sur le taux général de la mortalité.

Trois maladies, au contraire, ont diminué dans des proportions

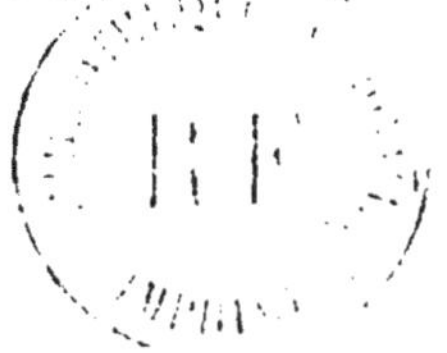

2

considérables : la diarrhée ou dysenterie, la scarlatine, la fièvre typhoïde.

Je passerai rapidement en revue chacune de ces maladies, et pour chacune je présente un graphique où la proportion de décès est figurée par une ligne pointillée pour la période 1861-1870, et par une ligne pleine pour la période 1880-1889.

Voici le relevé des taux, pour 10,000 habitants, de la mortalité par maladies zymotiques, tels qu'ils sont indiqués sur ces graphiques :

I. — *Rougeole.*

1861.. 4.50	1862.. 4.81	1863.. 5.50	1864.. 3.97	1865.. 4.05
1866.. 5.11	1867.. 5.04	1868.. 5.28	1869.. 4.61	1870.. 3.35
1880.. 4.78	1881.. 2.80	1882.. 4.81	1883.. 3.48	1884.. 4.16
1885.. 5.20	1886.. 4.31	1887.. 5.91	1888.. 3.41	1889.. 5.08

II. — *Diphtérie.*

1861.. 2.25	1862.. 2.41	1863.. 3.15	1864.. 2.61	1865.. 1.96
1866.. 1.40	1867.. 1.20	1868.. 1.37	1869.. 1.17	1870.. 1.20
1880.. 1.09	1881.. 1.21	1882.. 1.51	1883.. 1.58	1884.. 1.85
1885.. 1.63	1886.. 1.47	1887.. 1.57	1888.. 1.68	1889.. 1.85

III. — *Coqueluche.*

1861.. 6.12	1862.. 6.02	1863.. 5.17	1864.. 4.09	1865.. 4.09
1866.. 7.35	1867.. 5.48	1868.. 4.19	1869.. 4.93	1870.. 5.19
1880.. 5.30	1881.. 4.16	1882.. 5.77	1883.. 3.91	1884.. 4.22
1885.. 4.77	1886.. 4.64	1887.. 3.98	1888.. 4.28	1889.. 4.21

IV. — *Choléra.*

1861.. 0.42	1862.. 0.25	1863.. 0.39	1864.. 0.45	1865.. 0.61
1866.. 6.72	1867.. 0.13	1868.. 0.68	1869.. 0.32	1870.. 0.47
1880.. 0.31	1881.. 0.12	1882.. 0.13	1883.. 0.15	1884.. 0.30
1885.. 0.11	1886.. 0.19	1887.. 0.16	1888.. 0.08	1889.. 0.11

V. — *Variole.*

1861.. 0.64	1862.. 0.78	1863.. 2.86	1864.. 3.64	1865.. 3.01
1866.. 1.39	1867.. 1.11	1868.. 0.91	1869.. 0.67	1870.. 1.13
1880.. 0.25	1881.. 1.19	1882.. 0.50	1883.. 0.36	1884.. 0.82
1885.. 1.03	1886.. 0.10	1887.. 0.18	1888.. 0.36	1889.. 0.01

VI. — *Diarrhée-dysenterie.*

1861.. 10.02	1862.. 5.07	1863.. 7.75	1864.. 8.32	1865.. 11.61
1866.. 8.53	1867.. 9.60	1868.. 14.05	1869.. 9.35	1870.. 11.61
1880.. 11.71	1881.. 5.58	1882.. 6.51	1883.. 5.95	1884.. 9.71
1885.. 4.87	1886.. 8.88	1887.. 7.17	1888.. 4.17	1889.. 6.35

VII. — *Scarlatine.*

1861.. 4.51	1862.. 7.23	1863.. 14.78	1864.. 11.18	1865.. 8.37
1866.. 5.46	1867.. 5.67	1868.. 9.96	1869.. 12.41	1870.. 11.46
1880.. 6.75	1881.. 5.48	1882.. 5.20	1883.. 4.72	1884.. 3.99
1885.. 2.31	1886.. 2.13	1887.. 2.78	1888.. 2.22	1889.. 2.31

VIII. — *Fièvre typhoïde.*

1861.. 7.67	1862.. 9.19	1863.. 8.74	1864.. 9.60	1865.. 10.83
1866.. 9.86	1867.. 7.78	1868.. 8.95	1869.. 8.27	1870.. 7.68
1880.. 3.40	1881.. 2.77	1882.. 3.03	1883.. 2.76	1884.. 2.74
1885.. 2.09	1886.. 2.13	1887.. 2.07	1888.. 1.90	1889.. 1.92

ROUGEOLE. — De 4.42 pour 10,000 habitants, la mortalité est descendue à 4.40, soit un abaissement tout à fait insignifiant de 0.02. Comme on le sait, et comme on le constate dans nos écoles primaires par des expériences de plus en plus fréquentes, la lutte contre la rougeole est particulièrement difficile, parce que ses débuts sont ignorés et qu'elle se propage pendant la période d'incubation.

Je donne le graphique des variations de cette maladie, de 1847, c'est-à-dire depuis l'époque où les statistiques anglaises fournissent des renseignements d'une manière continue, jusqu'à 1889. On voit que la courbe de la mortalité par rougeole présente, après comme avant 1875, de brusques poussées et de subites dépressions, se produisant au hasard d'épidémies que les hommes de science n'ont pas encore trouvé le moyen de prévenir ni de réprimer.

Qu'ils parviennent à les atténuer et à rendre la rougeole de plus en plus bénigne, que celle-ci soit figurée dans les statistiques des décès par des chiffres toujours amoindris, cela est assurément désirable. L'est-il autant que l'on réussisse à la faire entièrement disparaître? Je n'ai pas compétence pour trancher ni même pour

examiner cette question. Je rappelle seulement l'histoire si connue
de la rougeole aux îles Féroë en 1846 et aux îles Fidji en 1875.

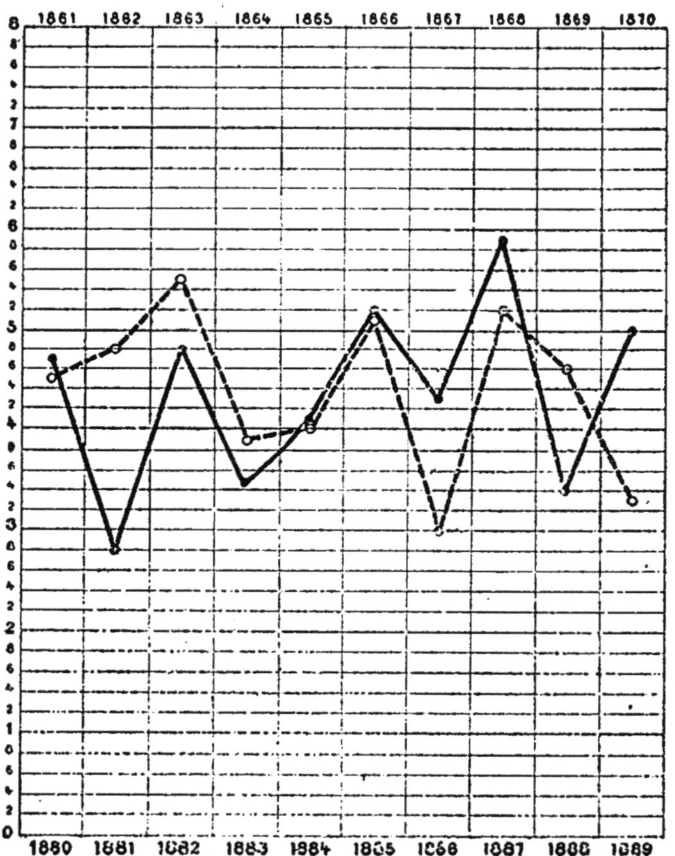

Lorsque, après avoir disparu pendant plus de 60 années, la rougeole fut de nouveau importée dans ces îles, elle frappa la popula-

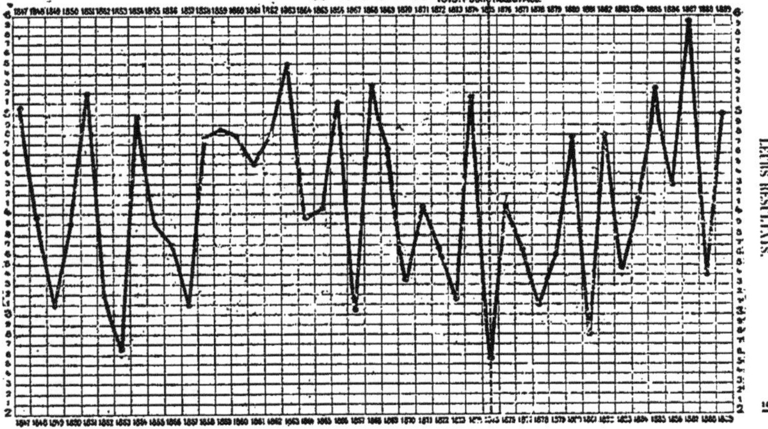

TAUX DE LA MORTALITÉ PAR ROUGEOLE POUR 10.000 HABITANTS EN ANGLETERRE.
de 1847 à 1889. 1875. Public health Act.
LEURS RÉSULTATS.

tion presque tout entière, et elle le fit avec une telle virulence, elle se montra si meurtrière, qu'on a comparé ces épidémies aux invasions de la peste. Il est à remarquer que la rougeole ne figure pas parmi les maladies contagieuses dont la loi anglaise de 1889 a rendu la déclaration obligatoire.

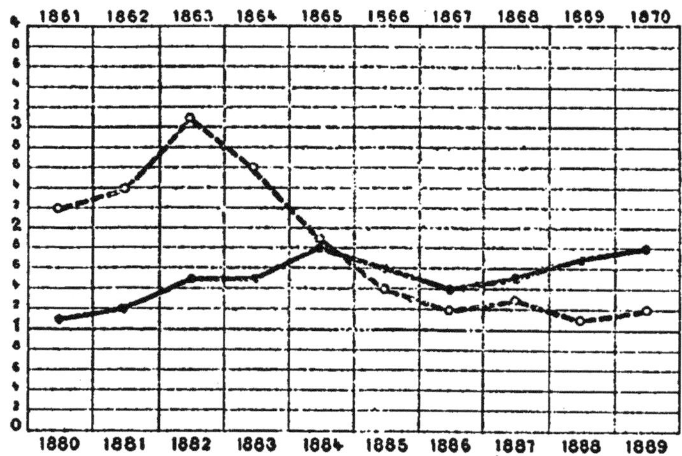

DIPHTÉRIE. — La diphtérie n'a pas été non plus très influencée. Elle est, d'ailleurs, peu meurtrière. De 1861 à 1870, le taux de la mortalité avait été de 1.87 pour 10,000 habitants; de 1880 à 1889, il a été de 1.54. Différence, 0.33 pour 10,000 habitants. Ce n'est pas un résultat bien appréciable. La première période comprend trois années, de 1862 à 1864, où la mortalité a été relativement forte ; par contre, dans la seconde période, si la courbe de la mortalité est, en moyenne, plus basse, elle a une tendance à s'élever.

Jusqu'en 1855, les statistiques anglaises confondent la diphtéric avec la scarlatine dans le compte des décès. Depuis, les caractères propres de la diphtéric sont devenus plus distincts, ou peut-être, comme on l'a prétendu, est-ce seulement en 1855 qu'elle a pénétré en Angleterre.

Plus de la moitié des morts sont celles d'enfants de moins de 5 ans [1]; ceux de 5 à 15 ans fournissent encore de 35 à 40 0/0 du nombre des victimes [2]. Par ceux-là la maladie est susceptible de se propager dans les écoles, où elle est, en conséquence, surveillée de près.

Du reste, depuis quelques années, la diphtéric a été l'objet en Angleterre d'études nombreuses. On a observé que la mortalité par cette maladie n'est pas, comme celle par rougeole, par scarlatine ou par coqueluche, en rapport direct avec la densité de la population. Au contraire, la mortalité est plus forte là où la population est plus éparse. Si l'on divise les districts en trois catégories : la première, comprenant ceux dont la superficie est de moins d'une acre par habitant; la seconde, ceux où elle est d'un à deux acres; la troisième, ceux où elle est supérieure à deux acres par habitant, l'on constate que de 1855 à 1880 la mortalité par diphtéric, étant supposée 1,000 dans la première, a été de 1,178 dans la seconde et de 1,507 dans la troisième [3].

Quelques-unes des villes les plus insalubres de l'Angleterre n'ont subi jusqu'ici que des atteintes insignifiantes de la diphtéric.

L'on a relevé un assez grand nombre de cas où l'infection par le lait semble avoir été nettement établie [4]. Néanmoins l'étiologie de cette maladie reste obscure, et l'on ne connaît pas en Angleterre, pour en combattre la propagation, de moyen autre que l'isolement des malades.

COQUELUCHE. — La coqueluche occasionne une mortalité beau-

---

1. Moyennes de 1855 à 1880 : garçons âgés de moins de 5 ans, 57.4, sur 100 décédés du sexe masculin; filles, 51.5 0/0. LONGSTAFF, *Studies in statistics*, p. 356.

2. Garçons, 35.02; filles, 41 0/0. *Ibid.*

3. LONGSTAFF, *Studies in statistics*, p. 346.

4. THORNE-THORNE, *The progress of preventive medicine during the Victorian era*, p. 41 et suivantes.

coup plus considérable que la diphtérie. Cette mortalité a été, en moyenne, de 1861 à 1870, de 5.30 pour 10,000 habitants, et

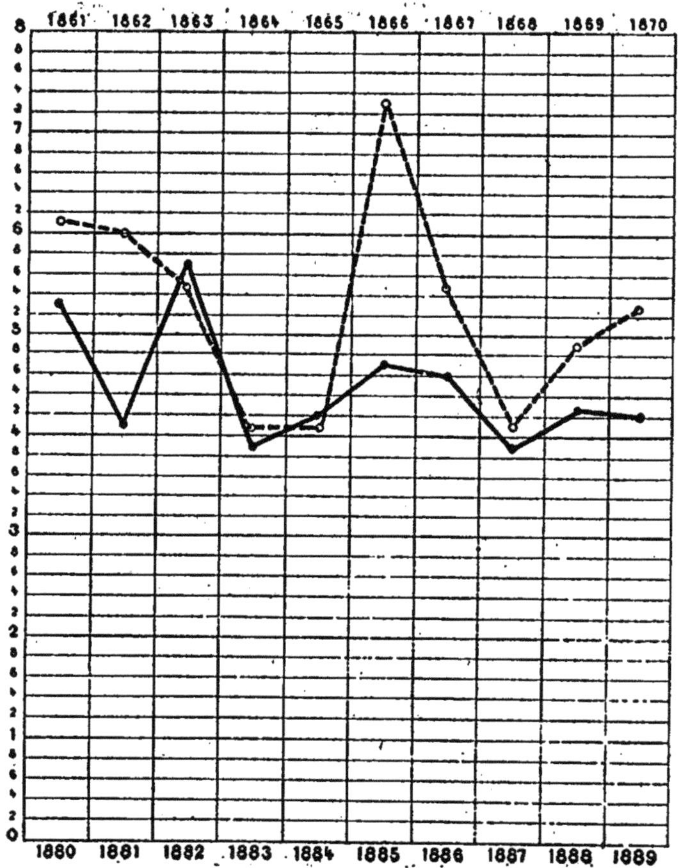

de 4.52 de 1880 à 1889. Cette faible différence de 0.78 au profit de la deuxième période provient, en grande partie, de ce que,

au cours de la première, il y a eu une épidémie exceptionnellement meurtrière, celle de 1866.

La coqueluche, qui frappe en Angleterre les filles beaucoup plus que les garçons, atteint principalement la toute première enfance, à un âge où l'isolement des malades est impraticable. C'est peut-être la maladie qui a le plus complètement échappé jusqu'ici à l'action des autorités sanitaires.

Choléra. — Les Anglais ne changent pas facilement leurs habitudes. Dans la nomenclature des maladies, le choléra nostras et le choléra asiatique figurent encore sous la même rubrique et forment ensemble une des classes des maladies zymotiques. Pendant les deux périodes décennales que nous envisageons, le choléra asiatique ne s'est montré qu'une fois à l'état épidémique : ce fut en 1866, où il a été l'occasion de plus de 14,000 décès. Cette année 1866, où la mortalité par choléra asiatique et celle par choléra nostras sont confondues, devrait disparaître de la courbe. Je la distingue des autres dans le graphique.

La moyenne de la mortalité par choléra a été, pour la période 1861-1870, de 1.07 pour 10,000 habitants. Si l'on retranche l'année 1866, on trouve que la moyenne de la mortalité par choléra pour les neuf autres années a été de 0.44 pour 10,000 habitants. Elle a été de 0.16 pour la période 1880-1889.

Mais ici ce n'est pas le choléra nostras, c'est le choléra asiatique qui nous intéresse.

Depuis 1866, presque toutes les nations européennes ont subi, une ou plusieurs fois, la visite du fléau indien. Autant et plus qu'aucune nation européenne, l'Angleterre est exposée à cette contagion, moins encore par ses constantes relations avec l'Extrême-Orient que par cette multitude de navires qui de tous les points du monde arrivent incessamment dans ses ports. Elle n'en repousse aucun, si suspect soit-il. Elle ne les soumet à aucune quarantaine. Cependant, depuis 1866, elle a su se garantir contre toute invasion cholérique. Elle y a réussi, d'abord en soumettant les provenances des pays contaminés à un examen sérieux, en isolant les malades, en désinfectant les objets et les navires, ensuite et surtout par des mesures générales d'assainissement. C'est dans la pureté de l'eau, de l'air et du sol que les Anglais placent leur confiance; c'est elle qui, pen-

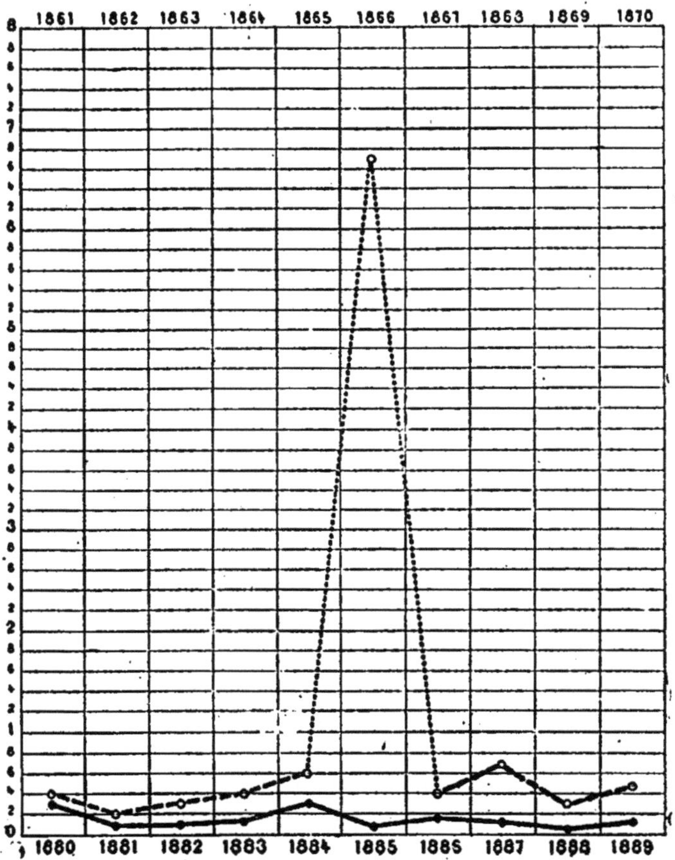

sent-ils, rendra leur pays réfractaire au choléra; c'est par elle qu'ils comptent lui opposer ce roc dont parle M. Brouardel, le roc où les germes morbides viennent mourir.

Ce résultat est-il complètement atteint? Le choléra asiatique ne pénétrera-t-il plus en Angleterre? Il serait bien téméraire de l'affirmer. Mais c'est un devoir, et aussi un encouragement, de constater que depuis 1866 il ne s'y est plus propagé, bien qu'il soit plus d'une fois arrivé jusqu'à ses côtes.

Au cours de l'année 1884, trois navires ayant des cholériques à bord entrèrent dans les ports anglais : *le Crocodile*, venant de Bombay; *le Carthagène*, venant de Marseille; *l'Abyssinie*, venant de l'Italie [1]. Les malades de ces navires furent débarqués, isolés et soignés. Les objets suspects et les navires furent désinfectés. Un des malades succomba, les autres guérirent. L'épidémie ne se répandit point. Il n'est pas certain que le même fait ne se soit pas produit en 1890.

Les épidémies de choléra les plus malignes n'apportent pas un changement considérable à la mortalité générale. La violente épidémie de 1849 fit monter, en Angleterre, le taux de la mortalité au-dessus de 25 pour mille, mais la moyenne de la mortalité pour l'ensemble des années 1849, 1850 et 1851 n'a pas été sensiblement supérieure à celle des trente années qui ont précédé 1870. Il en a été de même pour les épidémies de 1854 et de 1866 [2]. L'Angleterre n'a donc pas à reprocher au choléra des dégâts excessifs. En revanche elle lui doit beaucoup. Chaque épidémie cholérique a semé un progrès dont elle goûte le fruit aujourd'hui. L'épidémie de 1832 a eu pour conséquence l'enregistrement régulier des décès et des causes de décès, condition essentielle des réformes futures. Les recherches faites à l'occasion des épidémies de 1849 et de 1854 ont mis en lumière le rôle prépondérant de l'eau potable dans la transmission de plusieurs maladies infectieuses. L'épidémie de 1866 a enfin abouti à la création du *Local Government Board* en 1871, à la

1. *Local Government Board*. Supplément au 15ᵉ rapport annuel, p. 13 et 14.
2. Moyenne de la mortalité de 1811 à 1870 : 22.37;
   —   —   de 1849 à 1851 (choléra en 1849) : 22.63;
   —   —   de 1854 à 1856 (choléra en 1854) : 22.20;
   —   —   de 1866 à 1868 (choléra en 1866) : 22.30.

promulgation, en 1875, de la loi de protection de la santé publique. Tels sont les bienfaits des épidémies pour les peuples qui savent en écouter les leçons.

VARIOLE. — La variole a diminué d'une manière sensible. De 1861 à 1870, la mortalité par cette maladie était de 1.62 pour 10,000 habitants; de 1880 à 1889, elle n'est plus que de 0.48. Soit une diminution de 1.14 par 10,000 habitants, c'est-à-dire de 29 0/0.

Encore ne faut-il pas perdre de vue que la période 1861-1870

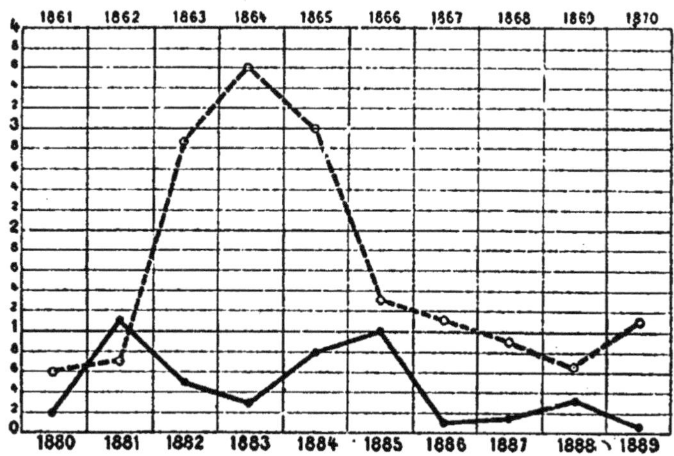

représentait déjà une période de progrès. La vaccination est obligatoire et gratuite en Angleterre depuis 1853; par conséquent, dès 1861, elle avait déjà amené une diminution des décès. Les statistiques anglaises contiennent les chiffres de la mortalité par variole pour les six années qui ont précédé 1853. Or, la moyenne de ces

six années est de 3.26 pour 10,000 habitants. La moyenne de 1880
à 1889 étant de 0.48, on voit qu'en réalité la vaccination, depuis
qu'elle est obligatoire, a amené une diminution de la mortalité par
variole de 2.78 pour 10,000 habitants.

La revaccination entre de plus en plus dans les mœurs. Les conseils
incessants des inspecteurs sanitaires, la publication des résultats
acquis, en répandent la pratique. L'épidémie de variole de 1871-72,
qui a fait plus de 42,000 victimes, a produit certains résultats salu-
taires. Comme cette épidémie a surtout frappé des adultes, elle a
fait pénétrer assez avant dans l'opinion l'idée de l'utilité de la revaccination. Tel individu qui, naguère, eût refusé de laisser vacciner
ses enfants est le premier, aujourd'hui, à demander qu'on le revac-
cine lui-même. La revaccination produira sans doute en Angleterre le même effet qu'en Allemagne, où la variole ne figure plus
dans les statistiques que pour mémoire. En 1889, à Londres, sur
une population de près de 4 millions et demi d'habitants, il y a eu
un décès par variole [1]. Il ne serait pas impossible que la revaccination devînt si générale qu'il n'y eût pas de nécessité de la rendre
obligatoire.

DIARRHÉE ET DYSENTERIE. — La maladie qui figure dans les
statistiques anglaises sous la rubrique « diarrhée et dysenterie »
s'appelle dans nos statistiques « diarrhée, gastro-entérite » ;
elle comprend le choléra infantile, l'entérite, l'athrepsie et la
dysenterie.

C'est surtout une maladie de l'enfance qui atteint aussi dans une
proportion importante l'extrême vieillesse : 80 0/0 de la mortalité
frappe les enfants au-dessous de 5 ans, 11 0/0 les vieillards de plus
de 65 ans.

La diminution de la mortalité par diarrhée et dysenterie est très
sensible. De 1861 à 1876, cette mortalité était de 9.68 pour

1. La multiplication des hôpitaux d'isolement, tous situés à la campagne,
fausse la statistique de la mortalité par maladies contagieuses dans certaines villes. Mais ce n'est pas le cas pour la mortalité variolique à Londres : les malades sont soignés à bord de navires ancrés sur la Tamise ;
mais les décès qui se produisent sur ces hôpitaux flottants figurent dans
les statistiques de la ville.

TAUX DE LA MORTALITÉ POUR 10.000 HABITANTS PAR DIARRHÉE ET DYSENTERIE.

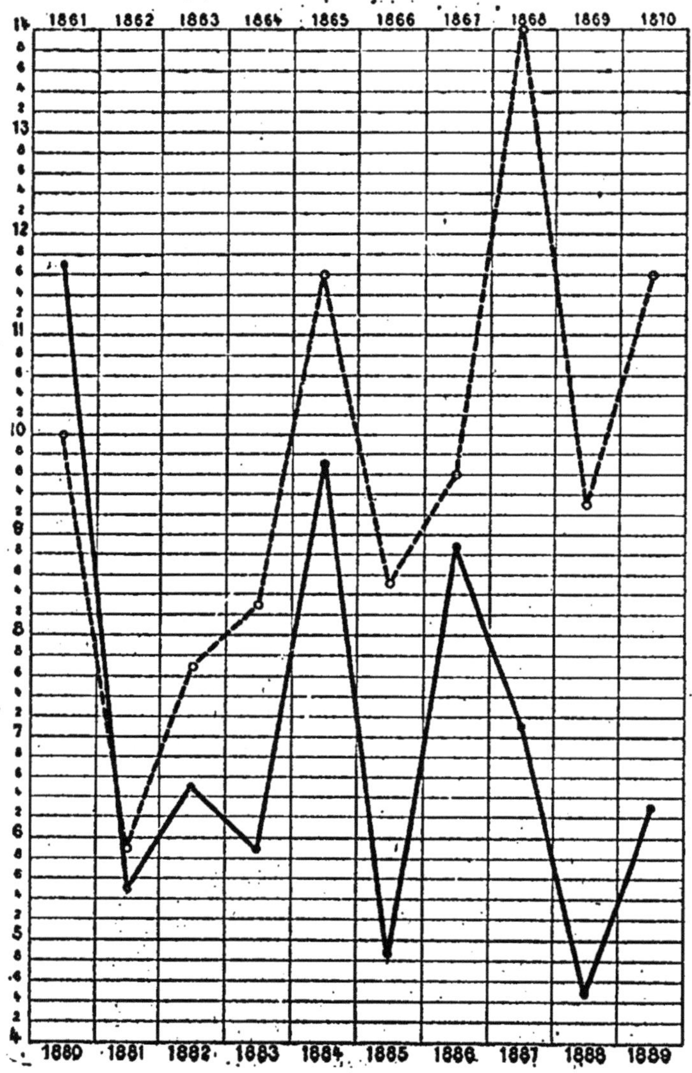

10,000 habitants ; de 1880 à 1889, elle a été de 7.12. Soit une diminution de 2.86 pour 10,000 habitants ou de 26 0/0 de la mortalité par cette maladie.

Malgré cette diminution, il serait difficile de dire quelles sont les mesures sanitaires qui ont exercé une influence sur la diarrhée. Il existe, à cet égard, entre les savants des divergences d'opinion qui rendent difficile la situation des autorités sanitaires locales. Il semble bien que les défectuosités de l'alimentation, et surtout l'alimentation prématurée des enfants, facilitent singulièrement la mortalité par diarrhée, et néanmoins la plupart des auteurs affirment que pour que la diarrhée se produise, encore faut-il qu'une cause spécifique intervienne.

Au contraire de la diphtérie, la diarrhée fait surtout des victimes dans les grandes villes. La proportion de la mortalité à la population est de moitié plus faible au moins dans les districts ruraux que dans les villes.

Pour les districts ruraux aussi bien que pour les districts urbains, la mortalité par diarrhée se produit presque exclusivement à l'époque des chaleurs. Elle débute en juin, atteint son maximum en juillet et août et finit en septembre. Ces trois mois absorbent les deux tiers de la mortalité totale par diarrhée.

Ce qui a été observé pour les mois l'a été également pour les années : celles qui ont eu une moyenne de chaleur élevée sont les années de grande mortalité. Cette observation s'est vérifiée jusqu'en 1875. Depuis, cette loi semble moins immuable, ce qui conduit à croire que les mesures sanitaires ont eu une certaine influence sur le régime de la maladie.

Quelles seraient, d'après ces diverses constatations, les causes de la maladie ? Ce n'est pas uniquement, ni même principalement, l'insalubrité de l'eau, puisque la maladie est plus meurtrière dans les grandes cités et qu'en Angleterre, après les travaux d'assainissement exécutés surtout dans les centres les plus populeux, il est permis d'affirmer que l'eau de boisson est pour le moins aussi insalubre à la campagne qu'à la ville. Ce n'est pas, comme l'ont dit quelques-uns, l'abus des fruits et légumes non mûrs, puisque les

TAUX DE LA MORTALITÉ POUR 10.000 HABITANTS PAR SCARLATINE.

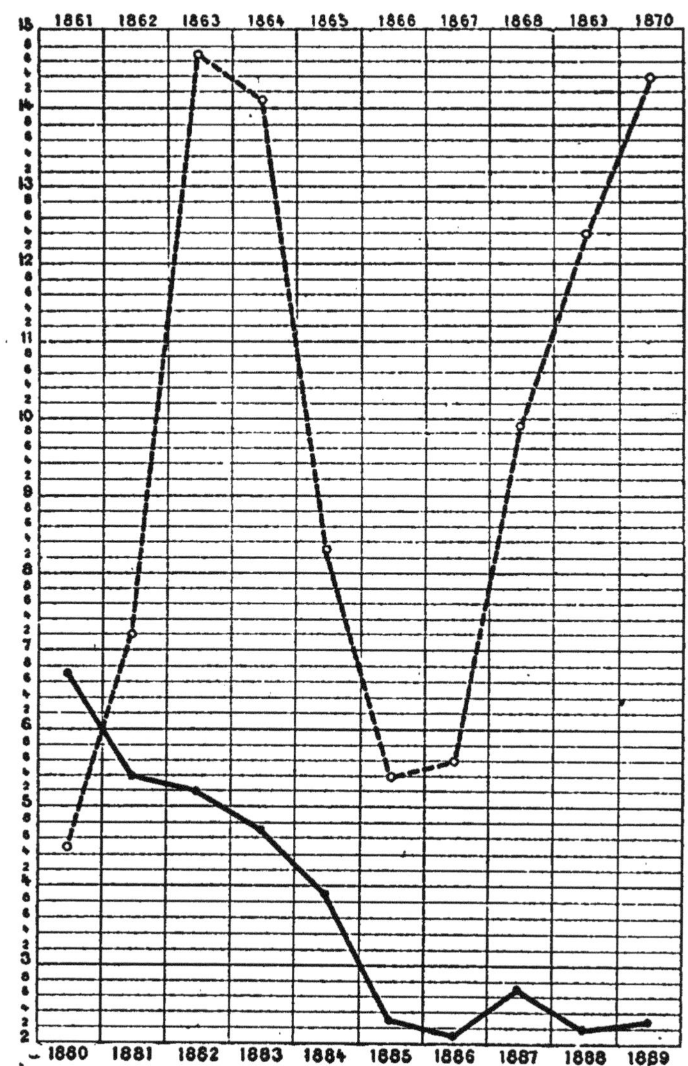

enfants au-dessous d'un an n'en mangent point et qu'ils sont frappés
dans une proportion énorme. Ce n'est pas la nourriture artificielle,
l'élevage au biberon, puisque cette cause n'expliquerait pas la forte
mortalité sur les enfants de plus d'un an. Il est vrai que les enfants
au-dessous d'un an forment la grande majorité des victimes
(63 0/0), et il est impossible de ne pas reconnaître que la nourriture
artificielle, qui mène si facilement à l'alimentation solide prématurée, a un rapport direct avec la mortalité par diarrhée. Mais
ce n'est pas une cause unique, puisqu'elle n'explique pas tout.
L'on a soutenu que chacune de ces influences préparant fa-
vorablement le terrain, la cause déterminante de la diarrhée serait
l'air vicié par les matières en putréfaction. La diarrhée d'été serait
donc le résultat de la pollution de l'air, de l'eau et des aliments par
un agent jusqu'à présent inconnu [1]. L'enquête sur cette question
reste ouverte.

Il n'en est pas moins certain qu'une diminution notable a été
constatée dans la mortalité par cette maladie depuis le développement qu'ont pris les services sanitaires.

SCARLATINE. — De 9.71 pour 10,000 habitants, taux de 1861
à 1870, la scarlatine est descendue à 3.79. Soit une diminution
de 5.92 pour 10,000 habitants ou 60 0/0. C'est un résultat considérable.

La scarlatine est très répandue en Angleterre, plus qu'en aucun
autre pays d'Europe. Elle procède, comme la rougeole, par épidémies. Du moins il en était ainsi avant 1876. Depuis cette époque,
la forme épidémique, que l'on trouve au moins quatre fois dans
la période 1861-1870, a disparu, et la mortalité s'abaisse d'une
façon presque ininterrompue.

Jusqu'en 1876, la scarlatine parcourt des cycles qui ramènent
périodiquement des années épidémiques suivies d'années où la
mortalité est très faible. C'est ce que montre un graphique où la
mortalité par scarlatine est relevée de 1855 à 1889. Il suffit d'y

<hr>

1. LONGSTAFF, *Studies in statistics*, p. 287 et suiv.

MORTALITÉ PAR SCARLATINE POUR 10.000 HABITANTS
de 1855 à 1889.

(Jusqu'à 1854 inclusivement, la mortalité par scarlatine était confondue dans la statistique avec la mortalité par diphtérie).

1875. Public health Act.

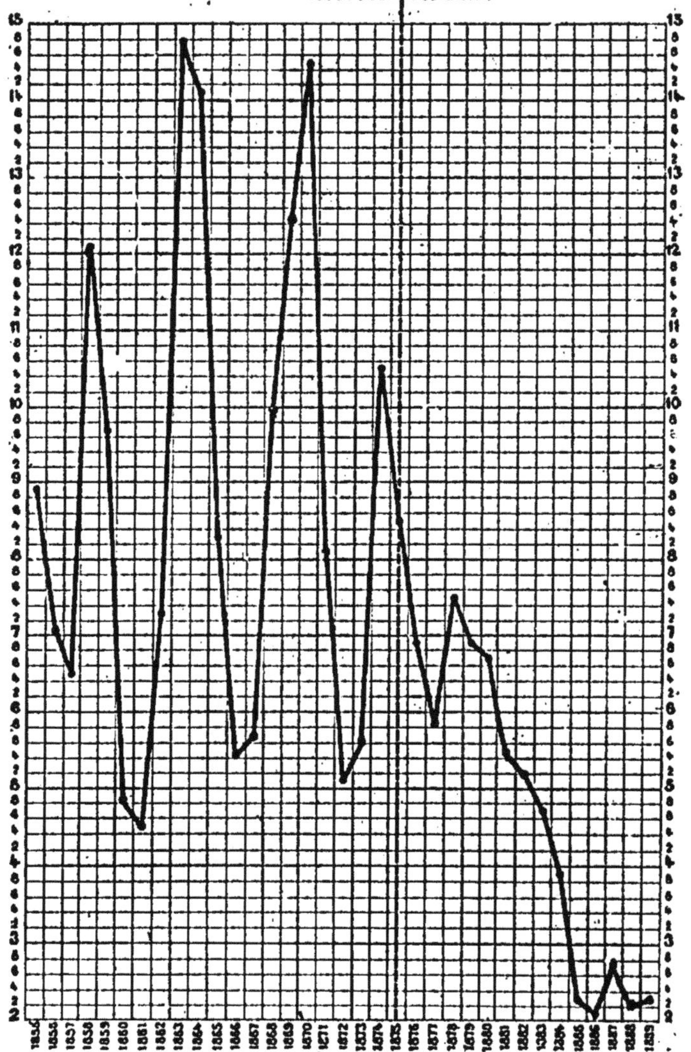

jeter un coup d'œil pour constater que depuis 1878 la ligne de
la mortalité annuelle affecte une direction très différente de ce
qu'elle avait fait jusque-là. L'expérience n'a pas encore été assez
longue pour qu'il soit légitime d'affirmer que les poussées comme
celles de 1858, de 1863, de 1870, de 1871 ne se reproduiront
jamais. Il est cependant permis de l'espérer.

Ce ne sont pas les travaux d'amenée d'eau de source ni la construction d'égouts qui paraissent exercer une influence sur la mortalité par scarlatine. Les mesures auxquelles les Anglais attribuent
la diminution de 60 0/0 de cette mortalité sont l'isolement des
malades dans les hôpitaux spéciaux et les pratiques de désinfection.
Plusieurs centaines d'autorités sanitaires, soit urbaines, soit rurales,
ont pourvu leurs districts et d'hôpitaux d'isolement où les scarlati-
neux sont soignés, et de moyens de désinfecter les objets leur ayant
servi[1]. Les hôpitaux d'isolement affectés à diverses maladies étaient
déjà au nombre de 203 en 1881[2]; leur nombre a beaucoup augmenté depuis.

FIÈVRE TYPHOÏDE. — Les statistiques du *Local Government
Board* antérieures à 1868 additionnaient ensemble les décès par
« *typhus* », par « *simple and ill-defined fever* », et par « *enteric
fever* », qui est proprement ce que nous appelons fièvre typhoïde. A partir de 1869, ces trois maladies sont séparées. J'ai
dû toutefois réunir les chiffres pour la période 1880-1889 afin de
pouvoir faire la comparaison avec ceux de la période 1861-1870.
Cette réunion, du reste, ne modifie pas les résultats d'une manière
appréciable, car la mortalité par « *typhus* » et par « *ill-defined
fever* » est sans importance; en 1889, par exemple, le chiffre total
des décès étant de 2,858 classés dans cette catégorie, 182 sont dus à
la fièvre simple, 78 au typhus et 2,598 à l'*enteric fever*, c'est-à-dire
à la fièvre typhoïde. La proportion est à peu près la même pour les
autres années.

1. THORNE-THORNE, *The progress of preventive medicine during the Victorian era*, p. 32.
2. THORNE-THORNE, *Hospitals for infectious diseases*, p 299 et suiv.

TAUX DE LA MORTALITÉ POUR 10.000 HABITANTS PAR FIÉVRE TYPHOÏDE.

10 ans antérieurement à la loi sanitaire.
10 ans postérieurement à la loi sanitaire.

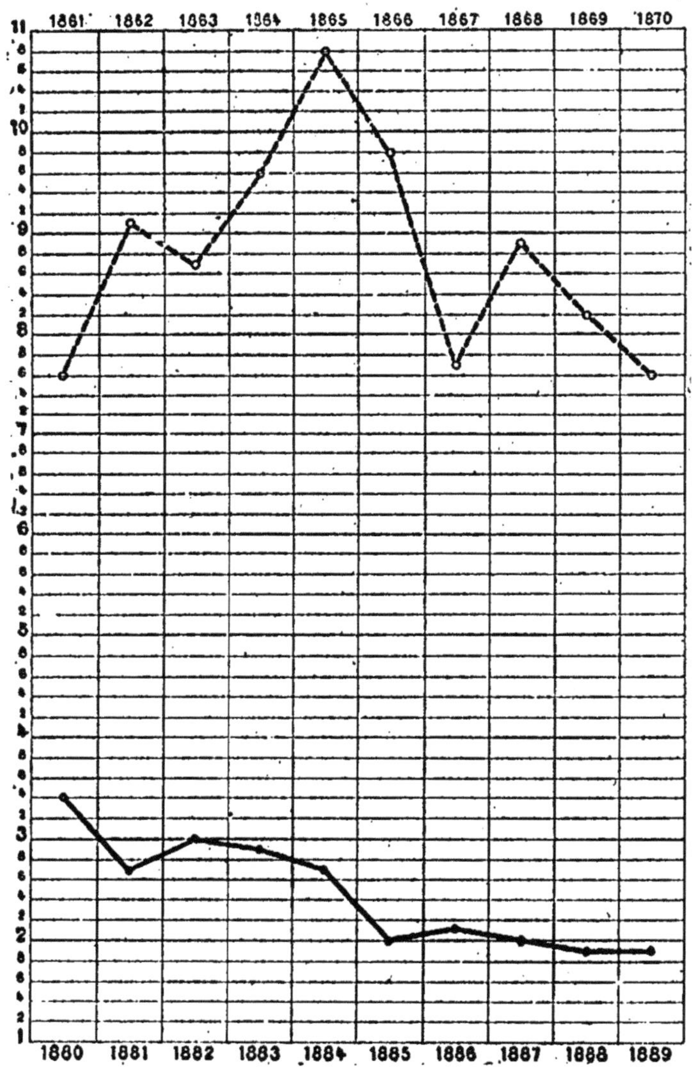

C'est dans la lutte contre la fièvre typhoïde que se manifeste le mieux l'influence des mesures sanitaires [1].

De 1861 à 1870, le taux de la mortalité par cette maladie avait été de 8.86 pour 10,000 habitants; de 1880 à 1889, il n'a plus été que de 2.50. Soit une diminution de 6.36 pour 10,000 habitants. Le résultat est plus avantageux encore que pour la fièvre scarlatine. Depuis longtemps, les Anglais sont arrivés à la conclusion que M. Brouardel a soutenue avec tant d'éclat à Vienne au congrès international d'hygiène, à savoir, que c'est le plus souvent par les eaux potables que s'opère la transmission de la fièvre typhoïde. M. Brouardel avait terminé son discours d'ouverture du congrès en disant : « Les germes de la fièvre typhoïde ont pour véhicule l'eau, l'air, les linges des malades et les mains de leurs gardes. Mais au point de vue du tribut que les populations payent à cette maladie, l'eau est le distributeur qui la porte 90 fois sur 100. Quand un puits est pollué par les bacilles typhiques, il empoisonne une famille; un groupe de maisons quand il s'agit d'une source; une ville tout entière quand c'est la rivière ou une des sources canalisées qui a été infectée. » Tout récemment, à l'Académie de médecine, il a montré, par l'exemple de la ville d'Angoulême, l'influence immédiate de l'eau saine sur la diminution de la mortalité typhoïque.

Ce sont des observations analogues qui ont amené les Anglais à chercher dans des distributions d'eau pure le meilleur remède à la propagation de la fièvre typhoïde. Ils y ont joint de grands travaux d'égouts, parce qu'un enlèvement immédiat et continu des matières usées empêche la souillure à la fois de l'eau et de l'air.

L'expérience a donc prouvé que la science ne s'était pas trompée en affirmant qu'on exercerait une influence sur la fièvre typhoïde par des mesures d'assainissement, et M. Proust avait raison de dire, après avoir cité quelques-uns des résultats obtenus en Angleterre [2] :

---

1. *The fall of the death rate from fever is without doubt the great triumph of the sanitary reformers.* — LONGSTAFF, *Studies in statistics,* p. 236.

2. *Recueil des travaux du Comité consultatif d'hygiène publique de France.* Tome XIX, p. 416.

« C'est seulement lorsque nos villes seront assainies que l'on verra diminuer dans une proportion considérable la mortalité causée par les maladies infectieuses, et surtout par la fièvre typhoïde, et dans notre population civile et dans notre armée. »

En Angleterre, la fièvre typhoïde frappe surtout les adultes. L'extrême jeunesse et l'extrême vieillesse sont rarement victimes de cette maladie. En 1889, sur 5,011 décédés par fièvre typhoïde, 380 étaient âgés de moins de 5 ans et 96 de plus de 65 ans. Le groupe le plus fortement atteint est celui de 25 à 30 ans. Sur les 5,011 décédés, il en a compté 933.

Les femmes sont moins atteintes que les hommes. La différence est très sensible à cause de celle qui existe entre la population masculine et la population féminine en Angleterre, cette dernière étant notablement plus nombreuse [1]. Si la mortalité par fièvre typhoïde frappait également les hommes et les femmes, il y aurait sur 100 décédés par fièvre typhoïde 52 femmes et 48 hommes. Or, c'est l'inverse qui est vrai : sur 100 victimes de la fièvre typhoïde, il y a 52 hommes et 48 femmes. Sur 100,000 femmes existantes, la mortalité par fièvre typhoïde a été de 12 ; elle a été de 14 sur 100,000 hommes existants.

Comme pour d'autres maladies zymotiques, l'action des mesures sanitaires a fait disparaître dans le régime de la fièvre typhoïde les poussées épidémiques qui, autrefois, étaient fréquentes ; la courbe de la mortalité n'a plus que de légères fluctuations dans une direction générale descendante. Le nombre des personnes atteintes est encore considérable ; mais le résultat si remarquable des dix dernières années permet de prévoir qu'il continuera à diminuer. Il ne faut pas croire, en effet, que l'Angleterre tout entière ait profité des résultats qu'elle avait sous les yeux. Il existe d'importantes différences entre les districts au point de vue de l'assainissement : ici l'on travaille avec activité ; là on ne fait rien ; et malheureusement ce sont les districts où il y aurait le plus à assainir qui font preuve de la plus grande négligence. C'est surtout dans

1. 91 hommes pour 100 femmes. Moyenne de 1871 à 1880. FARR, *Vital Statistics*, p. 36.

certains districts ruraux que les conseils sanitaires se montrent
tièdes ; beaucoup des membres élus sont des fermiers qui n'entendent rien à l'hygiène et ne s'y intéressent point encore. Les agents
médicaux ont beaucoup de peine à les arracher à leur apathie [1].
Mais pour eux aussi la contagion salutaire les gagnera, et la courbe
de la mortalité par fièvre typhoïde, déjà si basse, s'abaissera encore.

Il est triste d'avoir à ajouter que, pour cette maladie comme
pour toutes les autres, aucune courbe analogue à celles que nous
avons figurées pour l'Angleterre ne peut être faite pour la France,
la France n'ayant aucun moyen de connaître les causes de
décès.

Mortalité par maladies dites non zymotiques. — J'ai dit
plus haut que dans la diminution de mortalité de 3.44 pour
1,000 habitants, celle par maladies autres que les maladies zymotiques représente 48 0/0. Je vais montrer quelles sont ces maladies.

Mais auparavant je dois écarter une cause d'erreur. Il semble,
à consulter les statistiques, que si la mortalité par certaines maladies a diminué, la mortalité par d'autres a augmenté, quoique dans
des proportions moindres. Il n'y a là qu'une apparence. L'augmentation de la mortalité par telles ou telles maladies est due
non pas à une augmentation réelle, mais à un diagnostic plus exact
et à un enregistrement plus attentif des causes de décès. En voici
la preuve. La diminution de la mortalité par sénilité a été de 3.26
pour 10,000 habitants [2] ; par maladies infectieuses non définies,
de 0.26 [3] ; par causes non définies, de 10.90. La diminution de
la mortalité sous ces trois chefs est évidemment due à des déterminations plus exactes des causes de décès. Cette diminution se chiffre, si l'on additionne les trois nombres que je viens d'indiquer,

1. Rapports du *Local Government Board, passim.*
2. En réalité, le nombre des personnes mourant à un âge avancé a augmenté.
3. Il est tout à fait vraisemblable que ces 0.26 figurent actuellement dans
la mortalité par maladies zymotiques et devraient par conséquent augmenter
d'autant le chiffre du bénéfice fait sur la mortalité par ces maladies; le bénéfice aurait donc été de 1.83 0/00 au lieu de 1.80.

par 14.42 pour 10,000 habitants. Or, le total des augmentations de mortalité par telle ou telle maladie définie est de 14.75 pour 10,000 habitants. Il est donc, sinon certain, au moins infiniment probable que ces augmentations ne sont dues qu'à ce que les causes de décès ont été mieux précisées pendant la seconde période (1880-1881) que pendant la première (1861-70). Je donne d'ailleurs pour les curieux le détail (tableaux A et B) de la mortalité due aux diverses catégories de maladies pendant ces deux périodes, et ne m'occuperai pas davantage de celles pour lesquelles les statistiques accusent une augmentation de mortalité[1].

Des maladies dont la mortalité a diminué, il n'en est qu'une pour laquelle cette diminution a été considérable, c'est la phtisie. Pour chacune des autres prise à part, la diminution est faible; mais si on les considère dans leur ensemble, on reconnaît que la diminution de la mortalité par maladies autres que les maladies infectieuses et la phtisie s'est élevée à 0,89 par mille habitants, ce qui, pour la population anglaise, représente une économie annuelle de plus de 25,000 existences.

La diminution de la mortalité par phtisie a une grande importance à cause de la fréquence de cette maladie et du terrible contingent qu'elle prélève sur l'humanité. Pendant la période 1861-70, la moyenne de la mortalité par phtisie a été de 24,80 pour 10,000 habitants; elle a été de 17,36 pendant la période 1880-89. Différence en moins : 7,35 pour 10,000 habitants, soit une diminution de plus de 30 0/0.

J'ai dit dans la première partie de cette étude qu'avant la constitution du *Local Government Board*, certaines localités avaient

---

1. Je signale cependant l'accroissement assez sensible (27,8 pour un million d'habitants) de la mortalité par fièvre puerpérale. Ce fait aurait besoin d'explication. On se préoccupe aussi beaucoup, en Angleterre, depuis quelques années, de l'augmentation de la mortalité par cancer. Ce n'est pas à moi qu'il appartient de dire si, conformément à l'opinion de certains auteurs, cette augmentation est réelle, ou si, comme d'autres le soutiennent, elle n'est due qu'à des améliorations de diagnostic. Voir sur ce point. H. P. DUNN, *British medical Journal*, 1883, p. 708 et suiv.; — HERBERT SNOW, *New nineteenth Century*, juillet 1890; — LONGSTAFF, *Studies in statistics*, p. 239; — 52e rapport annuel du *Registrar general*, p. XIII et suiv.

TABLEAU A.

CAUSES DE MORT

dont la proportion à la population a diminué
(non compris les maladies zymotiques).

CAUSES DE DÉCÈS.	PÉRIODES.	PROPORTION POUR 1 MILLION D'HABITANTS	
		NOMBRE DE DÉCÈS.	DIMINUTION.
1. Maladies dites parasitaires autres que la fièvre puerpérale..	De 1861 à 1870. De 1880 à 1889.	8.3 7.0	1.3
2. Malaria. Fièvre intermittente.	De 1861 à 1870. De 1880 à 1889.	13.1 8.9	4.2
3. Maladies des organes de la génération	De 1861 à 1870. De 1880 à 1889.	62.4 57.2	5.2
4. Maladies du système sous-cutané : lupus, eczéma, ulcères, phlegmon..................	De 1861 à 1870. De 1880 à 1889.	70.1 63.9	6.2
5. Homicides, assassinats, meurtres.	De 1861 à 1870. De 1880 à 1889.	19.2 11.8	7.4
6. Maladies des organes de la locomotion : endocardite, angine de poitrine, embolisme, phlébite.....................	De 1861 à 1870. De 1880 à 1889.	102.3 91.8	10.5
7. Maladies du système nutritif : dyspepsie, ulcération des intestins, hernie, fistule, péritonite.	De 1861 à 1870. De 1880 à 1889.	28.5 15.0	13.5
8. Érysipèle.....................	De 1861 à 1870. De 1880 à 1889.	85.0 71.1	13.9
9. Aphthe.....................	De 1861 à 1870. De 1880 à 1889.	49.9 28.6	21.3
10. Dentition.....................	De 1861 à 1870. De 1880 à 1889.	196.3 166.4	29.9
11. Accouchements, avortements.	De 1861 à 1870. De 1880 à 1889.	100.7 68.1	32.6
12. Maladies du foie et hydropisie.	De 1861 à 1870. De 1880 à 1889.	417.0 354.8	62.2
13. Maladies tuberculeuses et scrofuleuses.....................	De 1861 à 1870. De 1880 à 1889.	768.8 706.1	62.7
14. Croup.....................	De 1861 à 1870. De 1880 à 1889.	248.0 147.2	100.8
15. Accidents et négligences : fractures, asphyxie, poison........	De 1861 à 1870. De 1880 à 1889.	684.1 559.1	125.0
16. Convulsions................	De 1861 à 1870. De 1880 à 1889.	1 231.6 818.4	413.2
17. Phtisie.....................	De 1861 à 1870. De 1880 à 1889.	2 488.6 1 736.3	752.3
Ensemble des causes de décès ci-dessus	De 1861 à 1870. De 1880 à 1889.	6 573.9 4 911.7	1 622.2

TABLEAU B.

CAUSES DE MORT

dont la proportion à la population semble avoir augmenté
(non compris les maladies zymotiques).

CAUSES DE DÉCÈS.	PÉRIODES.	PROPORTION POUR 1 MILLION D'HABITANTS	
		NOMBRE DE DÉCÈS.	AUGMENTATION.
1. Spleen	De 1861 à 1870. De 1880 à 1889.	3.9 4.7	0.8
2. Hydrophobie et affections zoo-géniques. Cowpox	De 1861 à 1870. De 1880 à 1889.	1.4 3.3	1.9
3. Maladies vénériennes : syphilis, gonorrhée, rétrécissements.	De 1861 à 1870. De 1880 à 1889.	81.1 88.9	4.8
4. Intempérance : alcoolisme chronique, delirium tremens	De 1861 à 1870. De 1880 à 1889.	41.6 48.1	6.5
5. Maladies des glandes, sans fonctions connues	De 1861 à 1870. De 1880 à 1889.	2.8 9.3	6.5
6. Maladies lymphatiques. Maladie d'Addison. Ces maladies étaient classées jusqu'en 1881 aux maladies tuberculeuses et scrofuleuses	De 1831 à 1870. De 1880 à 1889.	» 6.6	6.6
7. Maladies septiques	De 1831 à 1870. De 1880 à 1889.	10.6 19.8	9.2
8. Suicide par toutes méthodes.	De 1861 à 1870. De 1880 à 1889.	65.8 76.2	10.4
9. Maladies des organes des sens : des yeux, du nez	De 1861 à 1870. De 1880 à 1889.	8.3 20.2	11 9
10. Rhumatismes fiévreux et cardiaques. Goutte	De 1861 à 1870. De 1880 à 1880.	111.7 127.6	15.9
11. Infirmités congénitales. Cyanose. Perforations de l'anus...	De 1861 à 1870. De 1880 à 1889.	63.2 82.3	19.1
12. Asphyxie des nouveau-nés. Était classée, jusqu'en 1881, en partie aux maladies du système respiratoire, en partie aux causes non définies	De 1861 à 1870. De 1880 à 1889.	» 22.1	22.1
13. Diabète mellitus	De 1861 à 1870. De 1880 à 1889.	30.6 53.8	23.2
14. Fièvre puerpérale	De 1861 à 1870. De 1880 à 1889.	55.8 83.6	27.8
15. Maladies constitutionnelles : anémie, chlorose	De 1861 à 1870. De 1880 à 1889.	57.5 113.8	56.3
16. Naissances avant terme	De 1861 à 1870. De 1880 à 1889.	398.5 481.6	83.1
17. Maladies du système respiratoire : laryngite, asthme, bronchite, pneumonie, pleurésie...	De 1861 à 1870. De 1880 à 1889.	3 359.2 3 511.8	152.6
18. Maladies du système urinaire.	De 1861 à 1870. De 1880 à 1889.	269.8 422.6	152.8

CAUSES DE DÉCÈS.	PÉRIODES.	PROPORTION POUR 1 MILLION D'HABITANTS	
		NOMBRE DE DÉCÈS.	AUGMENTATION.
19. Cancer	De 1861 à 1870.	386.0	181.7.
	De 1880 à 1889.	567.7	
20. Maladies du système nerveux : paralysie, épilepsie	De 1861 à 1870.	1 576.6	205.4
	De 1880 à 1889.	1 782.0	
21. Maladies de l'appareil circulatoire : endocardite, péricardite, syncope	De 1861 à 1870.	1 046.9	476.7
	De 1880 à 1889.	1 523.6	
Ensemble des causes de décès ci-dessus	De 1861 à 1870.	7 571.9	
	De 1880 a 1889.	9 050 2	
Total des augmentations apparentes de la mortalité			1.478.3

Mais de ce total il convient de retrancher :

1° Les augmentations provenant de meilleures déterminations des causes de décès, savoir :

Diminution de mortalité par :
1° Maladies infectieuses non définies...... ... 26.9
2° Sénilité 326.5
3° Causes non définies.. 1 090.1 } 1443.5

2° Les augmentations provenant seulement d'un classement différent, savoir :

1° Maladies lymphatiques. 6.6
2° Asphyxie des nouveau-nés .... 22.1 } 28.7
(Voir ci-dessus n°° 6 et 12.)

} 1 472.2

Reste, pour augmentation............... 8006.1 (1)

(1) On trouvera sans doute intéressant de comparer les causes et le nombre des décès dans le comté qui représente la plus forte mortalité, le Lancashire, et dans le comté qui représente la plus faible mortalité, le Sussex (comté rural). Le comté de Lancashire comprend quelques-unes des villes les plus importantes de l'Angleterre: Liverpool, Manchester, Preston, Blackburn, etc.

Proportion pour 1 million d'habitants.

	LANCASHIRE (POPULATION : 4,005,021.)	SUSSEX (POPULATION : 561,189.)
Variole	2	0
Rougeole	967	176
Scarlatine	437	46
Diphtérie	238	211
Coqueluche	663	200
Fièvre typhoïde { Typhus	13	0
Fièvre typhoïde	273	91
Fièvre simple	20	7
Diarrhée et dysenterie	926	323
Choléra	20	0
	3,651	1,060
Cancer	523	805
Tabès mésentérique	316	111
Phtisie	1,615	1,181
Autres maladies tuberculeuses et scrofuleuses	412	383
Système nerveux	2,711	1,737
Système circulatoire	1,501	1,527
Système respiratoire	4,612	2,088
Système digestif	1,281	875
Système urinaire	437	424
Organes de la génération	50	52
Fièvre puerpérale	100	25
Accouchements	62	69
Violences et accidents	638	169
Autres causes	3,163	2,636
	21,013	13,740

pris des mesures en vue de s'assainir, et que les résultats favorables
de ces travaux d'assainissement avaient contribué à préparer la
création d'une administration sanitaire et la loi de 1875. Plusieurs
enquêtes furent faites à cet égard, dont la plus importante par le docteur Buchanan en 1865 et 1866. Il s'attendait bien à trouver
comme conséquence des travaux d'assainissement une diminution
de certaines maladies infectieuses, telles que la fièvre typhoïde;
mais ce à quoi il ne s'attendait pas et qui fut cependant un des
principaux résultats de ses recherches, c'est que la mortalité par
phtisie diminuait à mesure que s'amélioraient au point de vue
hygiénique certaines conditions de la vie. Non pas qu'il ait constaté que la mortalité par phtisie diminuât à la suite d'amenées d'eau
potable ni à la suite de travaux de salubrité faits dans les maisons.
Mais il crut avoir observé que cette mortalité augmentait lorsqu'une population était amenée à substituer un travail fait dans un
milieu confiné, dans un atelier ou une fabrique, à un travail en
plein air; qu'elle diminuait ensuite lorsque les conditions de ven-
tilation de l'atelier ou de la fabrique étaient améliorées; enfin qu'il
y avait un rapport direct entre la mortalité par phtisie et l'assèchement du sol. Là où la construction d'égouts n'avait pas eu pour
résultat d'assécher le sol, la mortalité restait stationnaire; là où
cette construction avait procuré en tout ou en partie cet assèchement, la mortalité diminuait, et diminuait dans une proportion
correspondante à celle où cet assèchement était procuré.

« Il est permis d'affirmer, dit M. Thorne-Thorne [1], qu'à la suite
de ces diverses enquêtes, de grands progrès ont été et sont encore
journellement réalisés, au grand profit de la santé publique, dans les
villes et dans les villages, dans les ateliers et dans les fabriques,
progrès qui ont pour résultat la diminution de la phtisie pulmo-
naire. »

Tels sont, au point de vue de la mortalité due à telle ou telle
maladie, les résultats de la comparaison de deux périodes décennales, l'une antérieure à la concentration entre les mains du *Local*

---

1. *On the progress of preventive medicine during the Victorian era*, p. 52.

Government Board des services d'assistance et d'hygiène, l'autre ayant subi l'influence des mesures prises à la suite de cette concentration. Il s'en dégage une démonstration par les faits que l'on peut formuler ainsi : une administration sanitaire fortement organisée, suffisamment armée par la loi pour changer les pratiques pernicieuses de l'ignorance ou de la routine et pour vaincre les résistances d'une économie mal entendue, procure au pays qui a la sagesse de l'établir le plus précieux des bénéfices, la préservation d'un très grand nombre d'existences humaines. L'exemple de ce qui s'est passé en Angleterre est un triomphe pour l'hygiène publique. Les nations qui imiteront cet exemple retireront de la même conduite le même profit. Ce profit étant assuré, il serait très déraisonnable de ne pas le saisir. Comme l'a dit un de nos vieux poètes de la Pléiade :

> C'est perte, perdre un avantage.
> Mieux vaut qui détourne un dommage
> Que qui cherche un gain tout à fait [1].

IV

Nous avons vu quelles lourdes dépenses s'est imposées l'Angleterre dans la poursuite de l'œuvre de son assainissement. Nous avons constaté que la conséquence immédiate de ces dépenses avait été une diminution considérable de la mortalité, et recherché comment cette diminution de la mortalité s'était distribuée entre les diverses maladies. Il reste à examiner de quels moyens ont disposé les pouvoirs publics pour procurer à leur pays un tel bienfait.

Ces moyens se rangent sous deux chefs : une bonne législation sanitaire ; une bonne administration sanitaire.

J'exposerai rapidement les idées générales qui ont présidé à l'une et qui dirigent l'autre, et, chemin faisant, je parlerai de la

1. Baïf, *Les mimes*, 3ᵉ livre.

France, car si j'ai entrepris ce travail, ce n'est sans doute pas pour
satisfaire une stérile curiosité.

On sait avec quelle âpreté jalouse les Anglais ont toujours
défendu les prérogatives locales, la liberté individuelle, l'inviolabi-
lité du domicile. S'il est une terre classique de la décentralisation
et de l'indépendance, c'est la terre anglaise. C'est l'exemple de
l'Angleterre que doivent rechercher ceux qui se réclament de ces
principes quand ils veulent appuyer leurs théories des leçons de
l'expérience. Si donc le peuple qui a le mieux compris et pratiqué
ces principes se trouve être celui qui a le plus facilement accepté,
le plus vivement appelé une législation et une administration sanitaires, il y aura forte présomption qu'une législation et une administration sanitaires, telles du moins qu'il les a réalisées, sont, non
pas contraires, mais conformes à ces principes, et nous aurons lieu
d'être surpris lorsque, réclamant pour la France le bénéfice des
réformes dont l'Angleterre jouit, nous rencontrerons des adversaires
nous opposant les grands mots de décentralisation et de liberté
individuelle.

La liberté ! mais est-il un philosophe, un politique, ou même un
économiste, qui prétende que c'est faire un usage légitime de la
liberté que de nuire matériellement à autrui ? Tant que la salubrité
a paru ne constituer qu'un intérêt personnel, ou du moins ne
s'étendant pas au delà de la famille, il était naturel de laisser aux
gens des libertés dont l'abus semblait ne pouvoir faire de mal qu'à
eux-mêmes. « Si je veux être battue ! » dit Martine. Mais aujour-
d'hui que la science a pénétré, qu'elle a mis en lumière, avec une
précision et une sûreté croissantes, les principes de la solidarité
sanitaire, les choses ont changé de face. Ce qui était permis quand
on le jugeait innocent ne doit plus l'être dès qu'on le sait nuisible.
On sait que l'insalubrité d'une maison ne menace pas seulement
ceux qui l'habitent ; que cette maison est toute désignée pour devenir le foyer d'une épidémie qui rayonnera au dehors : il ne doit
donc pas être permis de posséder une maison insalubre. Vous
empoisonnez le sol de matières excrémentitielles : votre voisin boit
une eau qui traverse ce sol ; il prend la fièvre typhoïde : n'a-t-il

pas à se plaindre et de vous à qui il doit sa maladie, et de la commune qui n'a pas veillé à ce que l'eau de boisson fût à l'abri de telles souillures, et de la loi qui n'a pas imposé cette surveillance à la commune et ne vous a pas empêché, vous, de lui causer ce préjudice ? Est-ce user d'une liberté avouable que de jeter dans le commerce, sans précaution quelconque, des linges et des effets imprégnés des germes d'une maladie contagieuse ? La liberté de n'être pas infecté de telles maladies vaut bien celle de les répandre ; elle est plus respectable en soi, et plus profitable à la société ; elle a plus que l'autre droit à la protection de la loi, et la liberté de vivre doit avoir le pas sur la liberté de tuer. Mais, à le bien prendre, il n'y a là qu'un abus des mots. Tuer n'est pas appliquer, c'est violer la liberté ; quand la loi s'oppose à un tel acte, elle n'entreprend pas sur la liberté, elle la sauvegarde. C'est ce que les Anglais ont compris, et c'est pourquoi ils ont fait une législation sanitaire rigoureuse ; c'est ce qu'il faut espérer que les Français finiront par comprendre. Quand, à leur tour, ils auront édicté des lois en vue d'assurer l'assainissement des villes, des villages et des maisons, en vue de prévenir et de réprimer efficacement les maladies contagieuses, ils n'auront fait que mettre en pratique un principe proclamé, il y a deux siècles, par le plus grand de nos jurisconsultes français, l'ami de Pascal, Domat : « L'ordre qui lie les hommes en société ne les oblige pas seulement à ne nuire en rien par eux-mêmes à qui que ce soit, mais il oblige chacun à tenir tout ce qu'il possède en un tel état que personne n'en reçoive ni mal ni dommage[1]. »

1. Stuart Mill est d'accord avec Domat lorsqu'il écrit : « Le fait seul de vivre en société impose à chacun une certaine ligne de conduite envers autrui. Cette conduite consiste : 1° à ne pas nuire à ceux des intérêts d'autrui qui doivent être regardés comme des droits ; 2° à prendre chacun sa part des travaux et des sacrifices nécessaires pour défendre la société ou ses membres contre tout dommage. *La société a le droit absolu d'imposer ces obligations à ceux qui voudraient s'en exempter.* » (Stuart Mill, *La liberté*, traduction de Dupont White, 2° édit., p. 220.)

De Gérando a défini la liberté civile : « le pouvoir de faire ce que l'on veut, dans l'état social, *sans nuire à autrui*, » et Turgot a écrit : « La liberté d'agir *sans nuire* ne peut être restreinte que par des lois tyranniques. »

Mais, objecte-t-on encore, pourquoi des lois? pourquoi des coercitions? pourquoi une administration centrale? Ce sont affaires locales que les affaires sanitaires ; c'est aux pouvoirs locaux qu'il appartient de les régler. Éclairez ces pouvoirs locaux sur leurs devoirs en même temps que sur leurs véritables intérêts ; faites leur éducation sanitaire ; peu à peu la vérité se fera jour ; de moins en moins vous rencontrerez de résistances de leur part. En substituant l'action de l'État à la leur, vous empiétez sur leurs prérogatives légitimes, déterminées par la nature des choses ; vous êtes en opposition avec le mouvement libéral auquel les lois de 1871 sur les conseils généraux, de 1884 sur les conseils municipaux, ont donné l'impulsion ; vous fournissez un nouvel et funeste encouragement à la tendance française de tout attendre de l'État.

Si telles devaient être en effet les conséquences de la réforme, j'aurais grand scrupule à la soutenir. Mais ce n'est pas là ce que nous voulons ; ce n'est pas là ce qu'a voulu, ce qu'a réalisé l'Angleterre. C'est l'opposé qui est vrai ; l'application des lois sanitaires ne restreint pas, elle étend les attributions des pouvoirs locaux ; rien n'est mieux fait pour développer la vie locale, pour créer entre les divers groupes sociaux la plus salutaire des émulations.

Il faut se bien expliquer sur le sens de ce mot, décentralisation. Quand on réclame la décentralisation, veut-on dire que pour les affaires locales, c'est aux pouvoirs locaux qu'il appartient de prendre l'initiative, de nommer les employés, de diriger le service, de payer les dépenses? C'est ce qui se pratique en Angleterre. Chaque district sanitaire, soit urbain, soit rural, est pourvu d'un conseil dont presque tous les membres sont nommés à l'élection ; le service est dirigé par un médecin que le conseil paye, suivant un règlement que le conseil fait ; le conseil, lorsqu'il prend des mesures en vue de défendre la santé publique, agit avec une pleine indépendance. Mais si, en réclamant la décentralisation, l'on réclame pour l'autorité locale le droit de ne prendre aucune de ces mesures, de ne pas défendre la santé publique, c'est-à-dire de ne pas remplir l'une des tâches en vue desquelles elle existe, c'est une autre affaire. Reconnaître ce droit à l'autorité locale, ce serait dire que le devoir d'être utile implique le droit de nuire, ce qui est absurde, et nous voilà revenus, pour l'indépendance des pouvoirs locaux, au point de vue que nous envisagions tout à l'heure pour la liberté individuelle. Je dis le droit de *nuire*, car il n'est pas vrai que la salubrité d'une localité n'intéresse que cette localité. Le territoire tout entier est menacé par l'insalubrité d'une quelconque de ses parties. Le pouvoir central, qui représente l'universalité des citoyens, a donc qualité pour s'assurer que l'intérêt de tous n'est pas compromis par l'ignorance, par l'incurie ou par la cupidité de quelques-uns. Il doit le faire avec prudence, avec un sentiment de respect sincère pour les pouvoirs locaux, en limitant ses exigences au minimum nécessaire, mais il doit le faire. Si le pouvoir local ne satisfait pas à ce minimum d'exigences, si, dans ces limites restreintes, il manque à son devoir, le pouvoir central doit pouvoir exiger qu'il l'accomplisse, et, s'il s'y refuse, l'accomplir, non pas en son nom propre, mais au nom et à la place de l'autorité défaillante. Ainsi comprises, la législation et l'administration sanitaires sont, comme je le disais en débutant, non pas contraires, mais conformes aux vrais principes de la décentralisation, de même qu'elles sont conformes, et non contraires, au principe de la liberté individuelle. C'est là ce qui explique qu'elles fonctionnent si heureusement de l'autre côté du détroit, et nous pourrons dorénavant, lorsque nous nous efforcerons de doter la France d'institutions analogues, ne pas nous arrêter aux critiques de ceux qui s'imaginent savoir mieux que les Anglais ce que commandent l'individualisme et le *self government*.

Si les Anglais pensent comme ils font en ces matières, c'est que la longue pratique de la liberté a développé chez eux l'esprit public [1]. Il n'y a rien là de très chevaleresque, et ils sont à envier plus qu'à admirer. L'Anglais n'est pas un moderne Curtius; il ne se lance pas dans le gouffre pour sauver ses compatriotes; mais il travaille à le combler et il comprend qu'on l'y contraigne, parce que

1. J'appelle *esprit public* le sentiment qu'a chaque citoyen de l'obligation d'observer les lois d'intérêt général et de veiller à ce qu'elles soient observées.

l'on y contraint ses compatriotes en même temps que lui, et que le gouffre comblé, si c'est la vie de ses compatriotes préservée, c'est aussi la sienne.

Je n'entreprendrai pas une étude détaillée du système sanitaire anglais. Cette étude a été faite, et bien faite[1]. Je ne toucherai qu'aux questions d'une importance capitale, soit dans la législation, soit dans l'administration.

Législation. — Voyons d'abord ce que la législation ordonne dans ces trois ordres de faits : l'assainissement des localités et des habitations, la défense contre les maladies contagieuses, la falsification des denrées alimentaires.

Les deux conditions essentielles de l'assainissement des localités et des habitations sont une amenée d'eau pure sans souillure possible, l'enlèvement des matières usées sans stagnation possible.

La loi, en Angleterre, a pourvu à cette double nécessité.

Elle ordonne à l'autorité locale de veiller à ce que le district soit pourvu de bonne eau en quantité suffisante. (*A supply of water proper and sufficient for public and private purposes*, loi de 1875, art. 51.) Elle lui donne le pouvoir de contraindre tout propriétaire d'une maison habitée à munir cette maison de la quantité d'eau nécessaire aux besoins de ses habitants, et, à son défaut, d'exécuter les travaux aux frais du propriétaire. (*Public health. Water act*, 1878.) Une maison neuve ne peut être occupée que lorsque l'autorité locale a constaté qu'elle est suffisamment munie d'eau ; des peines frappent ceux qui contreviendraient à cette prescription. Le *Local Government Board* n'intervient que si l'autorité locale n'exécute pas la loi ou sur les réclamations des particuliers.

La loi impose à l'autorité locale l'obligation de « construire les

---

1. Je citerai suivant l'ordre chronologique : WALTER DOUGLASS-HOGG, *la Médecine publique en Angleterre;* Paris, Masson, 1883; — A.-J. MARTIN, *l'Administration sanitaire civile à l'étranger;* Paris, Masson, 1884; — PALMBERG, *Traité de l'hygiène publique*, traduit du suédois; Paris, Doin. 1891.

égouts nécessaires au drainage effectif du district, de les tenir en bon état, couverts, ventilés, nettoyés, de manière à ne jamais nuire aux intérêts d'autrui ni à la santé publique ». (Loi de 1875, art. 18 et 19.) Elle lui donne par des prescriptions détaillées, minutieuses, les moyens de s'acquitter de cette obligation.

Ainsi, l'autorité locale a son devoir tracé et elle a la possibilité de l'accomplir. Si elle fait ce qu'elle doit, personne ne s'immiscera dans son administration, ne troublera son action. Sauf de rares exceptions, elle le fait. Mais si elle ne le fait pas? C'est alors que le pouvoir central intervient. La loi ne lui permet, du reste, d'intervenir qu'avec toutes sortes de ménagements, de mises en demeure et de délais, et, en cas de refus persistant, par voie d'appel au pouvoir judiciaire, qui doit être la sauvegarde des collectivités aussi bien que des individus. Toutes ces précautions prises, le dernier mot devra rester à l'intérêt général et la résistance de l'autorité locale devra être vaincue.

Voici, en effet, en quels termes est conçu l'article 299 de la loi de 1875 : « Lorsqu'il aura été dénoncé au *Local Government Board* qu'une autorité locale n'a pas pourvu son district d'égouts ou de conduites d'eau suffisantes, ou n'a pas entretenu les égouts ou conduites d'eau existantes, et qu'il résulte de cette négligence un danger pour la santé des habitants, alors qu'il serait possible d'établir avec une dépense raisonnable un état de choses convenable ; ou encore qu'une autorité locale a négligé de faire exécuter des dispositions du présent acte qu'il est de son devoir de faire exécuter, le *Board*, après s'être convaincu par une enquête de la faute de l'autorité locale, prendra un arrêté fixant à cette autorité un délai pour l'accomplissement de son devoir. Si ce devoir n'est pas accompli dans le délai fixé, l'exécution en pourra être imposée par un *writ of mandamus*. Le *Board* nommera des personnes pour procéder aux actes qui incombaient à l'autorité locale, et mettra à la charge de l'autorité en défaut toutes les dépenses, y compris une rémunération raisonnable, dont la quotité sera déterminée par l'arrêté, pour la personne nommée pour surveiller l'exécution de la loi et pour les frais de procédure. L'arrêté (*order*) relatif au payement de ces dépenses et frais recevra sa sanction en cour du Banc de la Reine et dans les formes usitées pour les arrêtés de la cour du Banc de la Reine[1]. »

Ce n'est pas là lettre morte. Sachant que la ville de Lincoln avait été contrainte par le *Local Government Board* à construire un réseau d'égouts, je demandai des renseignements précis à l'un des employés supérieurs de cette administration. Il voulut bien m'écrire la lettre suivante, qui montrera mieux qu'un texte de loi de quelle manière les choses se passent, et en même temps fera comprendre comment les dépenses pour travaux d'égouts exécutés en Angleterre depuis la loi de 1875 se sont élevées à des chiffres si forts :

« Londres, 25 juillet 1884.

« Cher Monsieur,

« Vous désirez avoir des renseignements plus complets sur les conditions dans lesquelles la municipalité de Lincoln a été, malgré tous ses efforts, contrainte d'entreprendre de coûteux travaux d'égouts. Voici ce qui s'est passé. La population de Lincoln est d'environ 37,000 habitants. Le *Local Government Board* fit connaître à la municipalité que l'état sanitaire de la cité exigeait l'installation d'un système d'égouts. La corporation de Lincoln refusa de suivre cet avis. Elle était très probablement soutenue dans sa résistance par la majorité de ses habitants, effrayés de l'accroissement de charges qu'entraîneraient nécessairement les travaux. Cependant, quelques habitants adressèrent, en faveur de l'exécution des travaux, une réclamation au *Local Government Board*. Le *Board*, en vertu de l'article 299 de l'acte de 1875, enjoignit à la corporation d'entreprendre l'exécution d'un système d'égouts, et lui départit un délai de quatre mois pour commencer les travaux. La corporation ne tint pas compte de cet ordre. Le *Board* la traduisit alors devant *The court of Queen's Bench* et demanda à la cour un *mandamus*, qui est peut-être la décision judiciaire la plus péremptoire qui existe en Angleterre. Si les membres de la municipalité ne s'y étaient pas soumis, ils auraient certainement été par la cour envoyés en prison. Ils se soumirent donc et entreprirent l'exécution d'un système général

---

1. Traduction du Dr A.-J. MARTIN, *l'Administration sanitaire*, page 186. J'ai seulement au quatrième membre de phrase substitué le mot *possible* au mot *facile* ; le texte dit : CAN *be got.*

d'égouts qui ne leur coûta pas moins de 134,000 livres sterling (3,350,000 fr.).

« Nous n'avons pas beaucoup de faits de cette nature, peut-être deux ou trois par an, parce que la faculté donnée par l'article 299 à tout habitant de saisir de sa réclamation le *Local Government Board* engage en général les autorités locales à s'exécuter sans contrainte.

« Agréez, etc.

« Herbert P. Thomas [1]. »

De ce qui précède il résulte que le moment approche où, soit par l'action des autorités locales, soit par l'intervention du *Local Government Board*, l'Angleterre sera assainie, c'est-à-dire que toutes les agglomérations, toutes les habitations seront pourvues d'eau saine et débarrassées, sans contamination du sol, des matières usées.

Aucune loi, en France, n'oblige les communes à fournir de l'eau saine à leurs habitants; aucune ne les oblige à évacuer leurs immondices. M. le Dr A.-J. Martin a démontré avec force « que celui qui jette dans un cours d'eau des matières capables de tuer les poissons passe en police correctionnelle et est puni d'une amende et de la prison, tandis que celui qui y jette des matières amenant la maladie et la mort des hommes n'encourt qu'une amende dérisoire devant le tribunal de simple police [2]. » Quant à la nécessité de fournir de l'eau aux maisons, les tribunaux français ont jusqu'ici estimé que « l'absence d'eau dans une maison ne constitue pas une cause d'insalubrité inhérente à l'habitation [3] ».

---

1. Les travaux à Lincoln ont été terminés en 1881. Le taux de la mortalité avait été en moyenne de 22.7 pour la période de 1871 à 1876 (population : 32,821) ; de 21.3 pour la période de 1877 à 1882 (population 38,890). Il a été, en 1883, de 18.7; en 1884, de 18.8; en 1885, de 17.2; en 1886, de 19.4; en 1887, de 15.4; en 1888, dernière année pour laquelle j'ai le renseignement, encore de 15.4. Et pendant la période de 1883 à 1888 la population s'est élevée à 49,590 habitants. Tel a été le résultat des travaux imposés à la ville.

2 Rapport au Comité consultatif d'hygiène publique de France sur la police et la protection des eaux au point de vue de la salubrité et de l'hygiène (mars 1890), p. 15.

3. Conseil d'État, 11 novembre 1881.

La loi anglaise impose à l'autorité locale le devoir de veiller à ce qu'aucune maison ne soit construite sans être pourvue de lieux d'aisances en quantité suffisante. Elle lui donne le droit, en cas de résistance, de faire faire les travaux aux frais du propriétaire. Il en est de même lorsqu'une habitation est, en tout ou en partie, dans un tel état de malpropreté ou d'insalubrité « que la santé d'une personne quelconque en est affectée ou mise en péril ». (Loi de 1875, articles 35 et 46.)

En France, nous n'avons pour parer à l'insalubrité des maisons que la loi du 13 avril 1850. Cette loi doit aux complications de la procédure qu'elle prescrit et à l'incompétence des personnes chargées de l'exécuter de n'avoir presque jamais fonctionné; il n'y a que quatre ou cinq villes en France où les commissions des logements insalubres ont une existence effective.

La défense, méthodiquement conduite, contre les maladies contagieuses comporte surtout des mesures d'information, d'isolement, de désinfection. En Angleterre, ces mesures sont prévues et, autant que possible, réglées par la loi.

En tout temps, l'employé de l'état civil est tenu d'envoyer au bureau d'hygiène le relevé des décès et de leurs causes; mais si l'une de ces causes est une maladie contagieuse ou la diarrhée, son information doit être immédiate. Il en est de même pour tout décès quelconque en cas d'épidémie.

Telles sont les prescriptions du *Registration act* de 1874[1]; elles ont été reconnues insuffisantes. Pour l'autorité sanitaire, connaître l'existence d'une maladie infectieuse par les décès qu'elle cause, c'est la connaître trop tard; la lutte contre cette maladie sera d'autant plus efficace qu'elle sera plus tôt entreprise, et la meilleure chance d'éviter une épidémie, c'est de prendre les précautions utiles dès l'apparition du premier cas morbide. C'est pourquoi une loi nouvelle, celle du 30 août 1889, a rendu obligatoire la déclaration d'une des maladies contagieuses suivantes : petite vérole, choléra, diphtérie, croup, érysipèle, fièvre scarlatine, fièvres connues sous le

1. PALMBERG, *loc. cit.*, p. 11.

nom de typhus, typhoïde, entérique, relapse, continue ou puerpérale.

« Le chef de la famille ou, à son défaut, les plus proches parents qui sont dans l'habitation ou qui soignent le malade; à défaut de parent, toute personne chargée de la garde du malade, et à défaut d'une telle personne, le principal locataire doit, aussitôt qu'il est informé que le malade est atteint d'une des maladies contagieuses ci-dessus énumérées, en faire la déclaration au *medical officer of health* du district.

« Tout médecin qui soigne ou qui est appelé à visiter un malade doit, dès qu'il a constaté que le malade souffre d'une de ces maladies contagieuses, envoyer au *medical officer of health* un certificat indiquant le nom du malade, son domicile et la maladie dont, suivant son opinion, le malade est atteint. » (Loi du 30 août 1889, art. 3[1].)

Les délinquants sont punis d'une amende.

Voilà le chef du service sanitaire averti. Il doit aussitôt visiter la localité et la maison atteinte, s'enquérir des causes de la maladie, indiquer les mesures à prendre pour en éviter la propagation, assister, autant que faire se peut, à l'accomplissement de ces mesures[2]. Il s'efforcera d'assurer l'isolement du malade. Si cet isolement paraît impossible à domicile, et si un hôpital est à portée, il conseillera d'y transporter le malade après avoir pris l'avis du médecin traitant[3].

S'il juge que la maison ou des objets quelconques qui sont dans la maison doivent être désinfectés, l'autorité locale met le propriétaire ou le locataire en demeure d'effectuer cette désinfection, qui est faite d'office en cas de refus, et aux frais de l'autorité locale si les intéressés sont trop pauvres pour la payer. L'autorité locale peut même, sur l'avis de l'agent sanitaire, ordonner la destruction de la literie et d'autres objets infectés, en indemnisant le propriétaire de ces objets. (Loi de 1875, art. 120 et 121.)

Enfin la loi s'est préoccupée de défendre le public contre les malades qui colporteraient des germes infectieux, et elle con-

1. Travaux du Comité consultatif d'hygiène de France, tome XIX, p. 755.
2. PALMBERG, p. 8.
3. 19e rapport du *Local Government Board*, p. clix.

damne à l'amende toute personne qui, se sachant atteinte d'une maladie contagieuse, entre sans prévenir dans un lieu public ou dans une voiture publique, et toute personne qui donne, prête, vend, expédie des objets ayant été exposés à la contamination. (*Id.*, art. 126.)

Telles sont les précautions prises par la loi pour empêcher les cas individuels de maladie de devenir des centres d'infection.

Faut-il rappeler qu'en France la déclaration des cas de maladies contagieuses n'est pas obligatoire, que l'on oppose à cette nécessité sociale le principe du secret professionnel, et que l'autorité ne dispose d'aucun moyen de connaître même les causes des décès?

Il semble que la comparaison soit moins défavorable à notre pays lorsqu'il s'agit de la falsification des denrées alimentaires. En France comme en Angleterre, cette falsification est interdite et sévèrement punie. Mais ce qui est, ici, à l'avantage de nos voisins, c'est qu'il existe chez eux toute une organisation qui permet de saisir les faits de falsification beaucoup plus aisément que chez nous. Dans les villes (*boroughs*) et dans les comtés, des chimistes (*public analysts*) sont chargés d'analyser les denrées alimentaires et les médicaments. Ces chimistes publics étaient en 1889 au nombre de 228 (42 pour Londres, 125 pour les *boroughs*, 61 pour les comtés). La loi qui a généralisé leur institution est de 1875, comme la grande loi sanitaire. Dès 1877, le *Local Government Board* publiait dans son rapport annuel le résumé de leurs travaux. Cette année-là, le nombre des analyses faites par eux s'était élevé à 14,706[1]; il s'est élevé à 26,954 en 1889. Voici comment M. Douglas-Hogg s'exprime sur le compte de ces utiles fonctionnaires :

« Le rôle des *public analysts* est considérable et les services qu'ils rendent universellement appréciés en Angleterre. Le *tollé* général qui s'est élevé de la part des commerçants au moment où ils ont été institués prouve qu'on avait frappé juste. S'ils sont craints, en revanche le peuple leur a voué une reconnaissance sincère. Les choix éclairés de l'administration ont eu pour effet d'ar-

---

1. 7ᵉ rapport du *Local Government Board*, p. xciv.

rêter la médisance, et ils inspirent tant de confiance que les délinquants en sont arrivés à ne plus se servir du recours aux chimistes du *Somerset house* que leur accorde la loi [1]. »

L'on ne s'étonnera pas du reste de la faveur dont les *analysts* jouissent dans l'opinion, lorsque l'on apprendra quel a été le résultat pratique de leur action. On trouvera ci-contre un diagramme qui montre la proportion des falsifications de 1877 à 1889. Alors que le nombre des analyses suivait une progression constante, la proportion des falsifications constatées descendait de plus de 19 à moins de 12 pour 100. N'est-il pas évident que l'industrie des falsificateurs, « de plus en plus nombreux et chaque jour plus ingénieux » (A.-J. Martin), est efficacement combattue et que, grâce au service public organisé en 1875, les Anglais ont de moins en moins de chances d'être empoisonnés par leurs fournisseurs?

Voici comment, pour 1889, dernière année dont les résultats aient été publiés, les analyses faites se sont réparties entre les denrées [2] :

NATURE DES OBJETS	NOMBRE des OBJETS ANALYSÉS	FALSIFIÉS	PROPORTION 0/0
Lait	11,610	1,531	13.20
Pain	952	21	2.20
Farine	395	1	0.25
Beurre	2,679	345	12.87
Café	1,397	208	14.88
Sucre	188	0	»
Moutarde	861	83	9.63
Pâtisserie et confitures	391	18	4.56
Poivre	1,676	149	8.89
Thé	443	2	0.45
Lard	1,145	42	3.66
Vin	41	0	»
Bière	400	10	2.50
Spiritueux	2,556	492	19.21
Médicaments	501	61	12.10
Autres articles	1,713	130	7.59
Totaux	26,951	3,096	11.50

1. DOUGLAS-HOGG, p. 63.
2. 19ᵉ rapport du *Local Government Board*, p. CXLVII.

TRAVAUX DES ANALYSTES PUBLICS EN ANGLETERRE.
de 1877 à 1889.

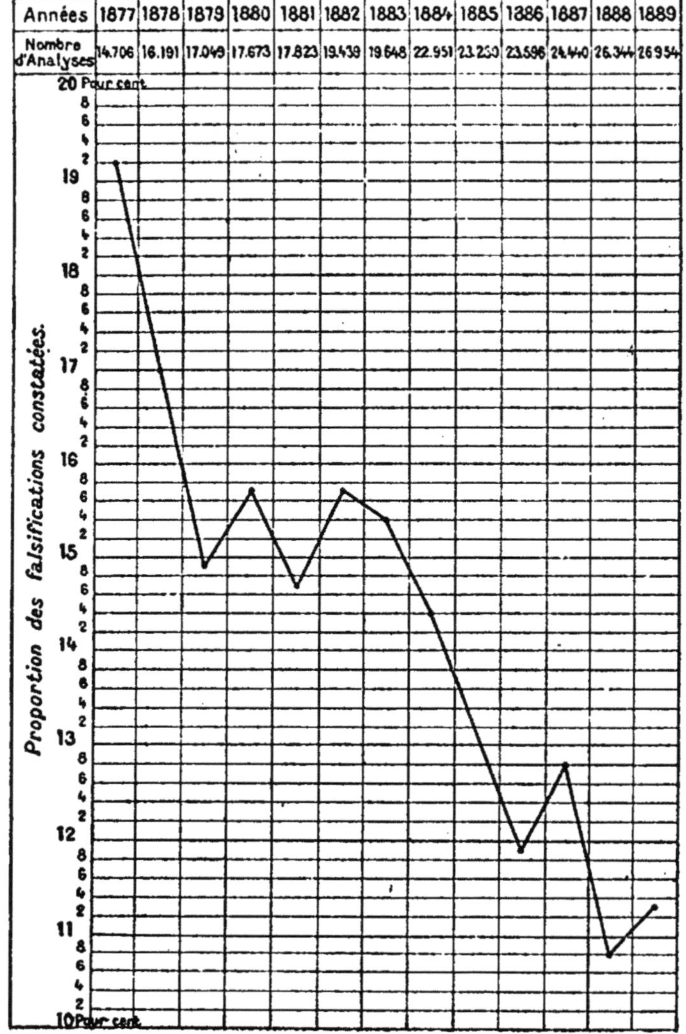

Années	1877	1878	1879	1880	1881	1882	1883	1884	1885	1886	1887	1888	1889
Nombre d'Analyses	14.706	16.191	17.049	17.673	17.823	19.439	19.648	22.951	23.230	23.596	24.440	26.344	26.954

En cas de contestation sur le résultat de l'analyse, le commerçant peut réclamer une analyse nouvelle faite par les chimistes du gouvernement (service des douanes). Comme nous l'avons vu, ces contestations sont extrêmement rares. Ajoutons que de nombreuses plaintes s'élèvent en Angleterre contre l'indulgence avec laquelle les magistrats punissent les délinquants : en 1889, la moyenne des amendes prononcées n'a pas atteint 25 francs.

Administration. — Après la législation, l'administration. La législation doit logiquement marcher la première, car les fonctionnaires n'existent que pour exécuter les lois. Mais l'administration doit nécessairement suivre, car une loi n'est qu'une vaine déclaration de principes, si elle est dépourvue de moyens d'exécution.

J'ai dit que le pouvoir sanitaire appartient aux autorités locales, et que l'autorité centrale n'agit qu'à leur défaut et en leur nom. Je dois donc montrer d'abord comment les autorités locales sont composées et fonctionnent, et j'exposerai ensuite la composition et le fonctionnement du *Local Government Board*.

La santé publique est protégée en Angleterre par des autorités sanitaires, soit urbaines, soit rurales, soit maritimes (*port sanitary authorities*). Suivant le dernier annuaire, le nombre des autorités sanitaires urbaines était de 1,001 ; celui des autorités sanitaires rurales, de 674 ; celui des autorités sanitaires maritimes, de 60.

Toute autorité sanitaire comprend un conseil composé de membres élus et de membres de droit. Tantôt ce conseil du bureau d'hygiène constitue un pouvoir séparé, tantôt il se confond avec le conseil de l'assistance publique. Ce n'est pas un corps consultatif, n'exprimant que des avis scientifiques. Son pouvoir est positif; il dispose d'un budget; il donne des ordres; il a sous sa direction des fonctionnaires pour les exécuter.

Ces fonctionnaires sont: un chef de service (*medical officer of health*), un inspecteur des « nuisances », un employé, un trésorier-collecteur. Il y a en outre dans les districts urbains un ingénieur ou architecte sanitaire (*surveyor*). Parfois il y a deux ou plusieurs employés au lieu d'un; parfois les fonctions de trésorier et celles de collecteur sont distinctes.

A combien croit-on que s'élève, dans cette Angleterre qui passe pour si ennemie du fonctionnarisme, le nombre des agents rétribués, uniquement occupés à sauvegarder la santé publique? A la fin de 1889, ces agents étaient au nombre de plus de 8,000.

Ils sont nommés par les autorités locales. Quand une partie du traitement du chef de service est prélevée sur les fonds de l'État, ce fonctionnaire est nommé par le *Local Government Board*. Mais ce cas se présente de moins en moins, les autorités locales préférant prendre la charge tout entière de la dépense et disposer de la nomination.

Je ne m'étendrai pas sur les devoirs du chef du service sanitaire et des employés : ils découlent de leur fonction même. Il va sans dire que le *medical officer of health* doit se tenir au courant de tout ce qui concerne la santé publique, prendre ou provoquer les mesures nécessaires à sa sauvegarde. Il avertit le conseil du bureau d'hygiène de toute circonstance qui lui paraît devoir influer sur l'état hygiénique du district; il prépare les règlements sanitaires; il surveille et dirige l'inspecteur des « nuisances ». En cas d'épidémie, il est tenu d'avertir immédiatement le *Local Government Board*, auquel le double de ses rapports est envoyé.

Quant au conseil local, tous les pouvoirs sont entre ses mains : il procède aux enquêtes; il ordonne les travaux ; il détermine les voies et moyens; il vote les règlements (*Byelaws*).

Où donc est la centralisation ?

Elle apparaît au moment où l'intérêt général serait compromis si elle n'apparaissait pas. Nous quittons ici les districts, les autorités urbaines et rurales; nous sommes à Londres, à Whitehall; nous voici en présence de ce pouvoir si récent et qui a déjà rendu à l'Angleterre de si précieux services, le *Local Government Board*.

Nous avons vu qu'il peut agir; voyons comment il est composé et comment il est renseigné.

Il comporte neuf services distincts : celui de l'assistance publique, dont nous n'avons pas à nous occuper ici, celui de l'hygiène publique, celui des architectes sanitaires, celui des ingénieurs sanitaires, celui de la vaccination, celui de l'hygiène des fabriques,

celui des eaux de Londres, celui de la statistique, celui du conten-
tieux.

Ces services comptaient ensemble en 1890 cent soixante-huit di-
recteurs, inspecteurs ou employés. Le directeur de chaque service
adresse périodiquement un rapport résumant les travaux d'une
année au président du *Board* et au conseil qui se compose des
ministres de l'intérieur, des affaires étrangères, des colonies, de la
guerre, des Indes, du garde des sceaux, du chancelier de l'Échi-
quier. Chaque année le *Local Government Board* publie un rapport (celui pour l'année 1889-1890 est le dix-neuvième) qui présente l'exposé de tous les faits intéressant l'assistance et l'hygiène,
les progrès réalisés, les desiderata qu'a révélés l'expérience, et qui
reproduit les principaux documents officiels. C'est une lecture atta-
chante que celle de ces rapports, où règne un esprit méthodique
remarquable et où l'on peut suivre d'année en année la genèse, la
réalisation et les résultats des réformes.

Pour déterminer son action extérieure, le *Local Government
Board* est renseigné d'abord par les rapports des chefs de service
locaux. Il l'est encore par les particuliers invoquant l'article 299
de la loi de 1875 pour réclamer des améliorations sanitaires[1]. Il
pourrait l'être enfin par la constatation d'une mortalité excessive et
persistante dans quelque localité : si pendant sept années consécu-
tives la mortalité dans une agglomération dépasse 23 pour 1,000, le
Board peut intervenir en vertu d'une loi de 1848. Mais ces trois
modes d'information sont insuffisants. Le fait devient rare en Angleterre de villes ayant pendant sept ans de suite une mortalité aussi
élevée; l'initiative individuelle peut sommeiller; les chefs de service locaux peuvent être tentés d'user d'une indulgence excessive
à l'égard des conseils de qui leur situation dépend. Il faut donc
autre chose. Il faut que le pouvoir central — j'entends les services
sanitaires du *Local Government Board* — puisse en tout temps
envoyer sur place des inspecteurs indépendants. Il a donc à
sa disposition des inspecteurs généraux et des sous-inspecteurs.

____

1. Voir plus haut page 51.

Ceux-ci étaient en 1883 au nombre de dix-huit. Ils vont tantôt étudier une épidémie déclarée, tantôt s'enquérir des conditions où fonctionne une administration locale, tantôt constater si des prescriptions antérieurement édictées par le *Board* ont été obéies, tantôt surveiller l'exécution de travaux sanitaires.

C'est un principe anglais qu'un service public vaut ce qu'on le paye. Le directeur des services sanitaires a un traitement de 30,000 francs, le directeur adjoint un traitement de 25,000 francs. Trois inspecteurs généraux sont payés 20,000 francs, neuf, y compris l'analyste en chef des eaux de la métropole, sont payés 17,500 francs; quatre, qui n'ont que le titre de sous-inspecteurs, ont un traitement de 12,500 francs. Enfin, l'inspecteur du service de la vaccination touche 10,000 francs par an, et un inspecteur de la voirie, 8,500 francs[1].

Ainsi, au centre une autorité fortement outillée, bien informée, armée pour agir en cas de nécessité sociale; sur la contrée, un vaste réseau d'agents instruits[2], possédant, eux aussi, des moyens d'information et d'action.

En France, les personnes désignées par leur compétence pour s'occuper de questions d'hygiène publique, soit auprès des pouvoirs locaux, soit auprès du pouvoir central, n'ont qu'un rôle consultatif, et, sauf le cas où la crainte d'une maladie pestilentielle lui fait confier temporairement des armes effectives, le gouvernement lui-même, faute d'une législation sanitaire, doit se borner à recueillir des renseignements et à donner des avis.

Telles sont dans leurs grandes lignes la législation et l'administration sanitaires anglaises. Si tout à l'heure l'exemple de Lincoln nous aidait à comprendre le chiffre des dépenses faites, nous n'aurons pas de peine sans doute, en présence de cette campagne méthodiquement et scientifiquement conduite pour assurer l'assainissement des localités et des habitations, pour lutter contre

---

1. DOUGLAS-HOGG, p. 30.

2. L. VINTRAS, L'hygiène et l'éducation médicale en Angleterre (*Revue d'hygiène*, 1890, p. 1139).

les maladies contagieuses, pour garantir la sincérité des denrées alimentaires, en présence de cette armée d'agents sanitaires commandant tout le pays, armée nouvelle levée, non plus pour tuer, mais pour empêcher de mourir, nous n'aurons pas de peine à nous expliquer la diminution graduelle, et si importante, de la mortalité.

Et nunc erudimini, gentes. Si, parmi les nations auxquelles est proposé l'exemple de l'Angleterre, il en est une qui doive plus qu'une autre se montrer jalouse de l'imiter, de le dépasser, s'il en est une qui plus qu'une autre doive se reprocher les morts, les maladies, les deuils, les ruines qu'elle pourrait éviter, c'est sans doute celle qui a proclamé les droits de l'homme, et dont le gouvernement, par sa définition même (*res publica*), a pour mission de placer au-dessus des intérêts individuels l'amélioration du sort de tous.

APPENDICES

APPENDICE A

LES DÉPENSES SANITAIRES

Certains doutes se sont élevés sur l'exactitude des chiffres que j'ai donnés. Ces doutes s'expliquent aisément. Ils sont nés de l'examen des rapports annuels du *Local Government Board*, où l'on n'a pas manqué de voir, ce que j'avais moi-même vu depuis longtemps, que parmi les emprunts qu'autorise le *Local Government Board*, il en est dont l'objet n'est pas directement sanitaire. J'ai sous les yeux la liste des emprunts autorisés par lui en 1889; j'en trouve qui visent des travaux de pavage, de construction de ponts, de marchés, d'abattoirs, de digues, etc., etc. Quelle que soit l'utilité de ces travaux au point de vue sanitaire, ce n'est pas ce point de vue qui prédomine; ce n'est pas celui qui a été décisif: ces travaux ne doivent donc pas figurer dans notre calcul. Aussi n'y figurent-ils pas. M. Thorne-Thorne n'avait pas tenu compte des chiffres se rapportant à de semblables dépenses quand il est arrivé au total que j'ai transcrit; il déclare expressément au contraire qu'il a négligé toutes les dépenses n'ayant pas un caractère sanitaire indiscutable. Mais il ne s'est pas limité à celles de ces dépenses pour lesquelles le parlement ou le *Local Government Board* avaient autorisé des emprunts. « Quand j'étais à Rome, dit-il, je n'avais que ces documents officiels; mais en dehors des dépenses que ces documents officiels constatent, il y a chaque année des sommes considérables affectées par les autorités sanitaires à des dépenses sanitaires ». C'est le relevé de ces dépenses-là qu'il a fait à son retour et qui l'a conduit à dire que le montant des dépenses sanitaires extraordinaires avait, pour la période de 1876 à 1884, dépassé une moyenne annuelle de 156 millions de francs (*the average amount for the period 1875-76 to 1883-84 exceeded 6 1/4 millions sterling per annum*), et qu'en outre les dépenses sanitaires ordinaires avaient été en moyenne de 62,500,000 francs (*examination of the current expenses of sanitary authorities shows that during an ordinarily typical year, the cost of measures essentially sanitary in their influence exceeds 2 1/2 millions; this amount leaving altogether out of consideration the payment of principal and interest on loans, and, in almost all cases, also of the salaries of sanitary officers*[1]). On voit qu'opposer aux chiffres de M. Thorne-Thorne ceux des rapports annuels du *Local Government Board*, rédigés d'ailleurs par le même M. Thorne-Thorne, c'est présenter une objection à laquelle il a répondu d'avance. M. Thorne-Thorne est le directeur général adjoint de l'hygiène publique en Angleterre; personne sans doute n'est mieux que lui en situation de connaître la vérité.

Quant aux dépenses faites depuis 1884, le relevé officiel n'a pas été produit. J'ai écrit à ce sujet une nouvelle lettre à M. Thorne-Thorne. Je lui ai dit les doutes qui accueillaient ses chiffres. Il riposte en m'en envoyant d'autres, et je les transcris ici, en priant d'avance le lecteur de ne se prononcer sur le caractère sanitaire des dépenses mentionnées qu'après avoir pris connaissance des observations qui suivent.

Il résulte de ce tableau, pour les objets indiqués par les lettres *a, b, c, d, e, f, g,* et pour chacune des six années 1884-1889, une dépense moyenne de 142,463,100 francs.

Des amenées d'eau et des égouts (*a* et *b*) rien à dire. L'on voudra bien concéder que donner de l'eau pure à une ville, la débarrasser de ses matières usées, c'est faire œuvre sanitaire.

Les dépenses ordinaires pour l'établissement et l'entretien des cimetières (*c*) sont à la charge des bureaux des cimetières (*Burial Boards*); il s'agit ici, non de ces dépenses, mais des travaux extra-

1. *Fifteenth annual report of the Local Government Board. Supplement containing reports and papers on cholera*, page 36.

NATURE DES TRAVAUX.	PROVENANCE des FONDS.	1883-84	1884-85	1885-86	1886-87	1887-88	1888-89
		fr.	fr.	fr.	fr.	fr.	fr.
a. Amenées d'eaux	Emprunts	29,729,150	30,789,950	28,236,925	28,529,700	83,126,700	37,336,750
	Autres ressources	21,409,000	19,815,600	20,405,825	19,960,525	21,979,175	21,615,350
b. Égouts	Emprunts	22,425,175	21,634,625	28,013,725	25,921,100	22,480,675	22,569,575
	Autres ressources	20,368,600	22,916,775	21,204,150	21,903,275	23,933,225	21,996,200
c. Cimetières	Emprunts	2,569,250	2,410,650	1,914,025	2,882,100	2,343,750	3,369,450
	Autres ressources	5,814,200	5,948,700	6,160,925	6,058,200	6,218,575	6,091,250
d. Améliorations sanitaires des logements des travailleurs industriels et agricoles	Emprunts	1,776,425	988,925	2,788,225	1,600,400	4,392,225	1,874,175
	Autres ressources	2,464,400	2,649,725	2,672,400	1,285,375	608,125	598,875
e. Hôpitaux	Emprunts	393,775	1,220,375	1,190,875	2,207,375	2,628,950	1,839,500
	Autres ressources	2,153,375	2,830,700	2,857,850	2,468,025	3,683,450	4,098,100
f. Abattoirs	Emprunts	»	»	»	285,150	320,625	109,925
	Autres ressources	406,025	341,350	295,100	314,400	302,675	367,000
g. Travaux d'assainissement privés	Emprunts	3,427,025	3,597,750	3,043,750	3,612,025	3,940,065	5,674,075
	Autres ressources	14,807,225	12,812,875	12,123,175	14,315,150	13,704,000	13,406,525
Totaux		127,773,625	130,958,000	130,906,250	134,471,800	180,722,215	150,946,750

ordinaires commandés par la sauvegarde de l'hygiène publique et conduits alors par les *sanitary authorities.*

Ce sont aussi des lois essentiellement sanitaires que celles qui ont pour objet l'amélioration des habitations ouvrières (d) (*Artizans and Labourers Dwellings Acts*) dont la dernière (*Housing of the Working Act*) est de 1885 et a donné lieu à trois circulaires fort importantes du *Local Government Board*, en date du 2 décembre 1889, adressées aux diverses autorités sanitaires [1].

Pourquoi le mot *hôpitaux* figure-t-il dans cette liste (e)? Ce ne sont pas les autorités sanitaires qui provoquent et payent les dépenses des hôpitaux. Cela est vrai; mais ce sont elles qui prennent les mesures nécessaires pour que dans les hôpitaux les cas de maladies contagieuses soient isolés. Niera-t-on qu'isoler les malades atteints de maladies transmissibles c'est faire de l'hygiène publique? En une seule année (1888-89) les autorités sanitaires ont dépensé pour cet objet près de six millions de francs (5,937,600). Comment s'étonner après cela de cette si considérable diminution de mortalité par fièvre scarlatine?

Il en est des abattoirs (f) et des travaux d'assainissement privés (g) comme du reste. Le tableau ne comprend que les dépenses ordonnées par les autorités sanitaires en vue de protéger la santé publique.

Peut-être ne serait-il pas exagéré d'ajouter à ce tableau, comme l'a fait M. Thorne-Thorne, les travaux exécutés sous la direction des autorités sanitaires pour donner aux villes des bains publics, des lavoirs, des parcs, des jardins, des lieux de récréation. Pour éviter toute critique j'ai dressé de ces dépenses un tableau séparé que l'on trouvera ci-contre.

M. Thorne-Thorne, après avoir donné tous ces renseignements, ajoute :

« Les tableaux que je vous envoie ont été préparés ici par le département de la statistique; ils peuvent être acceptés avec une entière confiance.

---

1. 10ᵉ rapport annuel, pages 97 et suivantes.

NATURE des TRAVAUX.	PROVENANCE des FONDS.	1883-84	1884-85	1885-86	1886-87	1887-88	1888-89
		fr.	fr.	fr.	fr.	fr.	fr.
Marchés et foires.	Emprunts.	3,770,825	1,900,800	2,160,825	2,210,225	2,731,850	1,599,125
	Autres ressources.	6,969,575	6,251,200	6,720,975	6,623,925	7,121,325	7,356,675
Parcs, jardins et places publiques.	Emprunts.	2,774,150	2,305,000	2,158,325	5,177,125	4,727,450	6,791,000
	Autres ressources.	3,524,125	3,624,800	5,426,000	4,176,875	4,703,000	5,194,000
Bains et lavoirs.	Emprunts.	395,275	1,015,525	2,323,900	1,899,900	1,700,725	1,992,800
	Autres ressources.	2,847,550	2,935,050	3,012,425	3,081,600	3,020,375	3,255,750
Totaux..........		20,282,100	18,011,975	22,147,150	23,171,050	24,019,725	26,186,350

« Ils ne comprennent pas les dépenses courantes pour le traitement des officiers sanitaires ; ces traitements, Londres non inclus, s'élèvent à 800,000 livres sterling (20 millions de francs) par année.

« Ils ne comprennent pas non plus les remboursements en principal et intérêts des emprunts sanitaires, emprunts dont le total s'élevait au 31 mars 1880 à 73,000,476 £ (1,827,261,900 francs).

« Ils ne tiennent aucun compte des sommes immenses que chaque année des compagnies dépensent pour approvisionner d'eau les villes. Si Londres venait à racheter ses eaux, ce qui lui coûterait quelque 500 millions de francs, la dépense faite par la ville figurerait dans nos statistiques ; mais ce qu'actuellement les propriétaires payent aux compagnies n'y figure pas.

« En résumé, j'ai évalué aussi exactement que possible les dépenses faites en Angleterre en faveur de la santé publique, et si je me suis trompé, ce n'est pas en plus, c'est en moins. »

Il est évident que si la ville de Londres se substitue aux compagnies pour le service des eaux, c'est qu'elle se sera assurée que l'affaire sera bonne pour elle. Les 500 millions qu'elle payera figureront dans le compte des dépenses faites pour l'hygiène ; mais le compte des recettes n'a pas été dressé, et il ne sera donc fait aucun état des taxes que les propriétaires payeront à la ville au lieu de payer des redevances aux compagnies, taxes qui grossiront chaque année les revenus de la métropole. Il en est de même presque toujours. Comme je l'indique plus haut (page 11, note), assainir une ville, c'est l'enrichir immédiatement, les travaux d'assainissement lui procurant des ressources supérieures à ce que lui coûtent l'intérêt et l'amortissement des dépenses faites. En 1884, comme nous visitions l'exposition internationale d'hygiène de Londres, M. Jules Siegfried, aujourd'hui député, et moi, nous eûmes la bonne fortune d'être mis en rapport avec Sir Francis Bolton, inspecteur général des eaux de Londres. Il nous dit, et j'écrivis ses paroles sous sa dictée : « Qu'on me mène où l'on voudra, dans une ville quelconque. Je me charge de donner de l'eau aux habitants, à raison de 200 litres par tête et par jour, pour un centime par tête et par jour, et la compagnie qui fera les travaux et les exploitera, en mettant de côté 2 à 3 0/0 pour sa réserve, devra donner 10 0/0 à ses actionnaires. » Les droits de chute payent aussi bien les travaux d'égoût que les taxes payent les amenées d'eau. Quand la ville de Paris aura réalisé son plan général d'assainissement, exigé que chaque maison soit pourvue de cabinets d'aisance, rattaché chaque maison à l'égoût, elle aura fait une opération, non seulement très profitable aux habitants, mais très fructueuse pour elle-même.

APPENDICE B

INFLUENCE DE LA DIMINUTION DE LA NATALITÉ SUR LE TAUX DE LA MORTALITÉ

L'on m'a objecté que la statistique anglaise sur la mortalité n'est pas digne de confiance parce que la naissance d'un certain nombre d'enfants qui meurent dans les premières semaines de la vie n'est pas enregistrée. Cette réserve devrait être examinée si je comparais la statistique anglaise à celle d'autres pays; mais, comme je la compare à elle-même et que personne, je crois, ne prétend que l'enregistrement des naissances est moins bien fait actuellement qu'il ne l'était avant 1875, l'objection n'a pas de portée pratique.

L'on a dit encore : c'est surtout à la diminution de la natalité qu'est due la diminution de la mortalité.

Il est incontestable que cette diminution de la natalité exerce sur le taux de la mortalité une certaine influence. Cette influence est-elle assez considérable pour expliquer la diminution de mortalité constatée? Non. Il n'est pas difficile de le prouver.

La diminution de la natalité en Angleterre date de 1885. Ce n'est pas ici le lieu de rechercher les causes de ce fait. Il s'était déjà produit aux environs de 1840. La natalité, à cette époque, était à peu près tombée au taux de la période actuelle (31.08 en 1840; 31.5 de 1885 à 1889). Or, en 1840, la mortalité ne s'était pas ressentie d'une manière sensible de la diminution de la natalité.

Essayons de chiffrer l'influence sur la mortalité de la diminution de la natalité.

La moyenne de la natalité, pour les quarante-sept années de 1838 à 1884, a été de 34.12 pour 1,000. Quelle eût été l'augmentation de la mortalité en 1885, 1886, 1887, 1888 et 1889 si, pendant ces cinq années, la natalité avait été de 34.12?

L'influence de la diminution de la natalité n'a pu se faire sentir, en 1885, que sur la mortalité des enfants au-dessous d'un an ; en 1886, sur la mortalité des enfants au-dessous d'un an et de un à deux ans; en 1887, sur la mortalité des enfants au-dessous d'un an et sur celle des enfants de un à deux ans et de deux à trois ans; en 1888, sur la mortalité des enfants au-dessous d'un an et sur celle des enfants de un à deux ans, de deux à trois ans et de trois à quatre ans; en 1889, sur la mortalité des enfants au-dessous d'un an et sur celle des enfants de un à deux ans, de deux à trois ans, de trois à quatre ans et de quatre à cinq ans.

Si, en 1885, la natalité eût été de 34.12 au lieu d'être de 32.50, il serait né 44,848 enfants de plus qu'il n'en est né, et sur ces 44,848 enfants, il en serait mort 6,147, la mortalité sur les enfants de 0 à 1 an ayant été, en 1885, de 138 pour 1,000 naissances. Il en' ré-résulte qu'en 1885, la mortalité générale, au lieu d'être de 19, aurait été de 19.22 pour 1,000.

Il me suffit d'indiquer le mécanisme de l'opération à effectuer ; ceux qui tiendraient à vérifier les chiffres que je donne, trouveront les éléments de mes calculs dans les rapports annuels du *Registrar General*.

Voici pour les cinq années, les résultats de l'opération :

en 1885, la mortalité eût été de 19.22 au lieu de 19 ;
en 1886, la mortalité eût été de 19.53 au lieu de 19.30 ;
en 1887, la mortalité eût été de 19.14 au lieu de 18.80 ;
en 1888, la mortalité eût été de 18.26 au lieu de 17.80 ;
en 1889, la mortalité eût été de 18.28 au lieu de 17.90.

Ces différences sont de peu d'importance, et le diagramme ci-

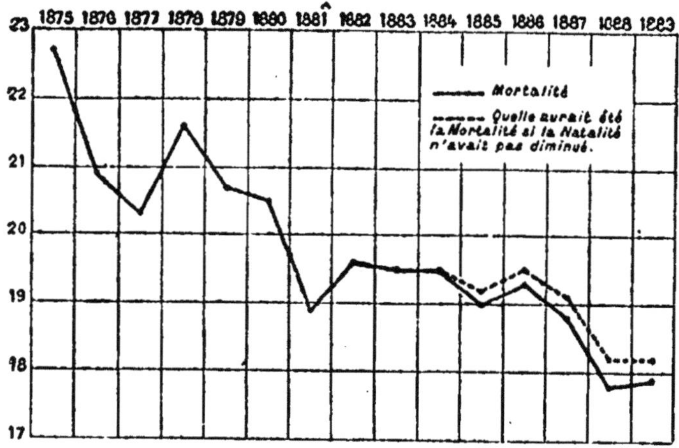

contre prouve qu'elles n'auraient pas modifié le sens de la courbe de la mortalité. A 18.26 0/00, la mortalité de 1888 n'en aurait pas moins été la plus faible mortalité que l'Angleterre ait jamais connue. L'influence de la diminution de la natalité est donc trop peu considérable pour qu'il soit possible de lui faire honneur de l'énorme diminution de la mortalité. C'est donc bien aux mesures sanitaires que cette diminution doit être attribuée.

Paris. — Soc. d'Imp. PAUL DUPONT (Cl.) 133.6.91.

9 782013 601467